公立医院管理体制改革的理论与实证研究

以北京市改革实践为例

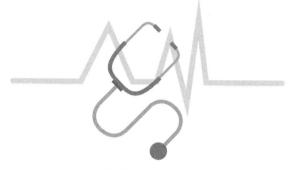

韩优莉　郭蕊　著

THEORETICAL & EMPIRICAL RESEARCH ON THE REFORM OF PUBLIC HOSPITAL MANAGEMENT SYSTEM

A CASE STUDY OF THE REFORM IN BEIJING

U0312794

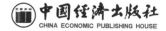

中国经济出版社
CHINA ECONOMIC PUBLISHING HOUSE

·北京·

图书在版编目（CIP）数据

公立医院管理体制改革的理论与实证研究／韩优莉，郭蕊著．
北京：中国经济出版社，2017.6（2024.1 重印）
（中国管理学文库．管理学精品系列）
ISBN 978－7－5136－2896－9

Ⅰ．①公…　Ⅱ．①韩…　②郭…　Ⅲ．①医院—管理体制—体制改革—研究—中国
Ⅳ．①R197.32

中国版本图书馆 CIP 数据核字（2013）第 258399 号

组稿编辑　崔姜薇
责任编辑　张　博
责任印制　马小宾
封面设计　任燕飞装帧设计工作室

出版发行　中国经济出版社
印 刷 者　大连图腾彩色印刷有限公司
经 销 者　各地新华书店
开　　本　710mm×1000mm　1/16
印　　张　12.5
字　　数　188 千字
版　　次　2017 年 6 月第 1 版
印　　次　2024 年 1 月第 2 次
定　　价　58.00 元

广告经营许可证　京西工商广字第 8179 号

中国经济出版社 网址 www.economyph.com 社址 北京市东城区安定门外大街 58 号 邮编 100011
本版图书如存在印装质量问题，请与本社销售中心联系调换（联系电话：010－57512564）

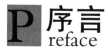

公立医院改革是我国医药卫生体制改革的重点和难点，公立医院管理体制改革是完善公立医院治理机制、补偿机制、运行机制和监管机制的重要前提，改革的核心是明确政府部门之间、政府和医院之间的权责关系，完善医院自身的治理结构。新公共管理理论、制度经济学理论和组织理论等的发展为公立医院管理体制改革的研究奠定了理论基础；各地积极探索不同类型的公立医院管理体制改革模式，为实证研究提供了丰富的研究现场。我国学者已经开展的广泛研究及其所产生的大量研究成果，反映了从不同领域对于公立医院管理体制改革的理解正逐步深入。在此背景下，本书笔者及课题组先后承担了北京市自然科学基金项目"北京市公立医院法人治理结构对医院行为影响的研究（9102001）"；北京市哲学社会科学规划项目"北京市医院管理体制改革对公立医院公益性影响的研究（11JGB079）"；教育部人文社会科学项目"公益性视角下公立医院法人治理结构研究（11YJC630052）"，参与了北京市医改办"北京市公立医院改革评价研究"等项目，并围绕这些课题开展了公立医院信息披露、公立医院理事会绩效评价等探索性研究。这些研究使笔者能够有幸参与并追踪北京市公立医院管理体制改革的过程，能够以北京市为现场，以北京市不同管理体制改革模式并存以及作为国家公立医院改革重点联系城市的现实为契机，展开较为深入的定量和定性的调查。本书既是对于这些研究结果的总结和归纳，也是对以北京市公立医院管理体制改革为代表的我国公立医院管理体制改革进程的记录。

虽然，笔者尽力做到科学、翔实地记录和分析公立医院管理体制改革及其对公立医院的影响。但是，面对复杂的改革形势和改革路径，仍感到有很多不尽如人意的地方，祈请读者斧正。

本书在研究设计过程中得到了首都医科大学常文虎教授的很多宝贵建议，在课题论证、问卷设计、现场调查中亦得到了北京市医改办、北京市卫生计生委、北京市医管局、首都医科大学卫生管理与教育学院社会医学与卫生事业管理学系各位老师的鼎力支持，现场调查的对象涉及北京、河南、山东等地，因多为匿名调查，不能一一列出姓名，但要对所有参与课题调查的调查员和被调查者表示衷心的感谢。本书撰写过程中王钊、李文超、王杨等同学也贡献良多。本书的出版得到了北京市教委"公共管理专业学科群建设经费"和北京市属高等学校高层次人才引进与培养计划项目（CIT&TCD201404192）的支持。在此一并表示感谢。然文责自负，文中不当之处由笔者本人负责。

谨以此书提供给读者，期望能有更多的学者关注并参与到公立医院管理体制改革的讨论中，丰富我国公立医院管理体制改革的理论研究和实践探索。

韩优莉　郭蕊

于首都医科大学阶平楼

2016 年 7 月

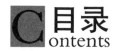

目录
Contents

第一章

研究背景与设计

▌一、研究背景

党的十八届三中全会首次提出推进国家治理体系和治理能力现代化，深刻反映了现阶段改革发展的总趋势和新要求[1-2]。当前，中国医药卫生体制改革已不可避免地触及更多体制性、结构性和机制性的深层次矛盾，医疗卫生领域凸显国家治理体系和治理能力建设的重要性。公立医院是我国医疗卫生服务体系的主体，是政府追求社会公平与健康公平，实现公共健康这一政策目标的主要组织载体[3]，是保障群众基本医疗服务需求的主导力量，它的发展状况在很大程度上能够综合反映我国的国民生活质量和社会福利水平。然而，在中国公立医院的行为特征中呈现的逐利性以及公立医院缺乏公益性，也成为社会对中国公立医院的概括性评价[4]。因此，公立医院改革成为我国医药卫生体制改革的重点和难点，也是解决群众反映强烈的看病就医问题的关键所在，事关医改的成效。

始于 2009 年的新医改提出五项重点任务中，只有公立医院改革被定位为"试点"，可见此项改革的不确定性。公立医院的管理体制是公立医院改革的重要突破口，与其他各项改革密切关联，其中的关键措施是促进公立医院资产所有权、经营管理权和监督权分离的管办分开改革和公立医院法人治理结构改革。2009 年，中共中央、国务院发布《关于深化医药卫生体制改革的意见》，提出"从有利于强化公立医院公益性和政府有效监管出发，积极探索政事分开、管办分开的多种实现形式。进一步转变政府职能，落实公立医院独立法人地位。完善公立医院法人治理结构，形成决策、执行、监督相互制衡，有责任、有激励、有约束、有竞争、有活力的机制"。2015 年，国务院办公厅发布《关于城市公立医院综合改革试点的指导意见》中依然将"建立现代医院管理制度，加快政府职能转变，推进管办分开，完善法人治理结构和治理机制，合理界定政府、公立医院、社会、患者的责权利关系"作为改革的重点任务。可见，改革中提出的管办分开和法人治理结构的建立是公立医院管理体制改革的基本方向。改革的政策取向顺应了社会形势发展，它强调通过建立新的公众、政府和医院之间的制度安排，建立起对公立医院有效的激励和约束机制，从而影响公立医院提供卫生服务的行为，真正实现公立医院的公益性目标，促进政府公共政策目标的实现。

公立医院管理体制改革的核心是明确政府部门之间、政府和医院之间的权责关系，完善医院的治理结构。公立医院作为事业法人单位，是由政府举办、向全民提供基本医疗服务的医院，是确保医疗卫生服务可及性、公平性，增加国民健康的改革政策或制度安排[5]。因此，坚持提供追求健康公平的公共政策和制度安排，体现公益性，是政府举办公立医院区别于国有企业以及其他事业单位的最本质特征。公立医院管理体制的完善必须依从于这个本质特征，通过公共政策和制度安排来合理配置所有者（公众）、所有者代表与经营者（公立医院管理者）的权利与责任，以保证健康公平，防止所有者代表、经营者对公众利益的背离。但是，由于卫生服务市场的信息不对称和公立医院的特殊性使公立医院成为卫生服务市场中市场失灵和政府失灵表现的结合体。Owen E. Hughes（2003）分析公共企业（public enterprise）的未来发展前景时提出公共企业的未来有两种选择。一种是改善公共企业，尤其是改善问责机制（accountability），使其提高效率，并置于公众监督之下，即允许其有一定程度的独立性，又保留公共所有权的优势；另一种是维持原状，政府和市场之间的内在冲突导致其效率低下和普遍存在的问责问题，可能的选择是资产转让，即私有化，但这一选择并没有减少对政府对其管制的需求[6]。国内外公立医院管理体制的改革和实践更多表现为第一种选择。20 世纪 80 年代，西欧开始关注通过公立医院组织变革来提高服务提供的绩效，包括改变对管理者的激励、改善外部政策环境、治理结构、基金安排和竞争压力等。这种形式的改革主要分三类：自主化、公司化和私有化。英国医院信托组织和新西兰皇冠医院率先开始将公立医院转变为公共法人（public corporations）的改革。一些发展中国家和地区也尝试类似的改革。国外学者先后对这些改革的影响进行了研究，如欧洲近几年公立医院的变革引入公私合伙的新形式[7]。澳大利亚和爱沙尼亚的公立医院公司化改革使公立医院从公共预算机构转变为公司法之下的公司自治组织，形成了公共所有者和私人医院管理者之间的契约关系，基于合同的产权和管理职能之间的平衡创造了更商业化、结果导向和消费者友好的管理激励[8]。

我国曾多次期望通过变革医院管理体制以改善对公立医院管理者的激励机制，提高公立医院的运行效率。自1978年以来，先后经历了党委领导下的院长负责制、院（所、站）长负责制、院长任期责任制等形式。但是，在全国范围内的公立医院调查中却显示，以院长负责制为主的管理体制改革未能有效建立起激励和约束机制，主要问题是政府部门职责的缺位与越位，公立医院公益性实现不充分等[9,10]。我国很多地区已经开展了公立医院管理体制改革的实践。国内学者对包括香港在内的12个城市的公立医院管理体制改革进行了总结，将管理体制改革归纳为5种类型：一是国资委下属的医院管理中心；二是卫生行政部门下属的医院管理中心；三是组建独立的医院管理中心；四是医院管理局是独立的非政府机构，具备独立法人地位；五是国有资产出资人代表仍处于缺位状态，"管"与"办"形式上不分，但实质上职能已经分开[11]。虽然，我国不同地区地方陆续开展了不同形式公立医院管理体制改革试点工作，但是由于地区差异较大，其可推广性还要结合各地实际情况分析。北京市的管理体制改革独具特色，兼具以上两种模式。2005年海淀区开始公立医院管办分开的实践，成立了海淀区公共服务委员会，可归属于上述第三种模式；2011年北京市成立医院管理局，作为北京市卫生行政部门的部门管理机构。负责市属公立医院国有资产管理、财务监管和医院主要负责人的聘任，指导所属医院管理体制和运行机制改革，属于上述第二种模式。另有一些区县如西城、朝阳、石景山区陆续在卫生局下设立事业单位性质的医院管理服务中心，如果将这些区县的做法也作为一种模式的话，北京市同时存在三种公立医院管理体制改革的模式。对在同一地区并存的三种模式的理论和实证分析，可以为其他地区公立医院管理体制改革提供借鉴。与此同时，北京市作为首批 17 个公立医院试点改革城市之一，2012 年先后选取两家三级甲等医院，首都医科大学附属北京友谊医院和首都医科大学附属北京朝阳医院建立以理事会为核心的公立医院法人治理运行机制。北京市公立医院改革的实践探索为研究提供了丰富的现场。

随着实践的探索，国内学者针对公立医院管理体制改革的学术研究从 2000 年以后也逐渐增多，在分析公立医院管理体制改革的现状和问题，总结国内管办分开和法人治理变革的主要模式，介绍国际公立医院组织变革的经验，探讨公立医院管理体制改革的内涵等方面形成了较为丰硕的研究成果。但是，在目前的研究中针对公立医院管理体制变革产生影响机制的研究相对较少。这就使在改革的实践中，对于决策者来讲，可参考的依据仍是模糊的和没有规律的。公立医院管理体制改革首先通过政府部门之间权责关系的调整对政府相关部门的行为产生影响，这些影响进一步转化为政府部门同医院之间权责关系的调整，进而影响公立医院的管理行为，公立医院管理行为的变化影响公立医院公益性的实现。本书认为完善公立医院管理体制需要以管办分开和治理变革对政府部门行为和医院行为影响的效果作为主要线索，即针对明确的"结构—行为—结果"关系来选择管办分开和法人治理的具体形式，可为完善公立医院管理体制改革提供依据。

二、研究内容

（一）研究的逻辑框架

如果将"公益性"作为政府建立公立医院的主要目标，那么，分析公立医院管理体制对公立医院公益性影响的作用机制，是判断不同公立医院管理体制优势和劣势的前提。

公立医院管理体制改革主要涉及宏观和中观两个层面：宏观层面与政府行政管理体制改革相关；中观层面与医院法人治理运行机制的改革相关。政府行政管理体制改革的具体形式是"政事分开"和"管办分开"。政事分开是要合理界定政府作为出资人的举办监管职责和公立医院作为事业单位的自主运营管理权限；管办分开则是要明确政府及相关部门的管理权力和职责，构建决策、执行、监督相互分工、相互制衡的权利运行架构，其根本是要建立协调、统一、高效的办医体制，并且需要筹资、支付、组织、监管等机制的协同配合；医院法人治理运行机制改革的实质是如何处理权利在政府（所有者）和医院（经营管理者）之间的划分，需要政府扮演更为复杂精巧的角色，提高政府通过合同和管制等间接制度力量取代相对简单的行政控制手段[12]。公立医院管理体制的改革是希望建立起更为合理的治理机制、补偿机制和监管机制，使公立医院既保留公共所有权的优势，又允许管理者有一定程度的自主性，激励管理者不断完善医院内部运行机制、提高内部管理效率，从而实现政府举办公立医院的公益性目标。

目前确定的影响路径是根据政策目标和理论分析获得的，在实际中，可能会受到多种内外部制度因素的影响，如市场环境、筹资支付系统以及政府监管等，而且公立医院管理体制的改革也通常伴随着其他改革，如医疗保险制度改革、医院内部管理改革等多项内容。在本书中将医院管理行为作为公立医院管理体制改革和公益性之间的中介变量，将医院管理行为确定为医院管理者对组织变革的反应。本书的逻辑框架见图1-1。

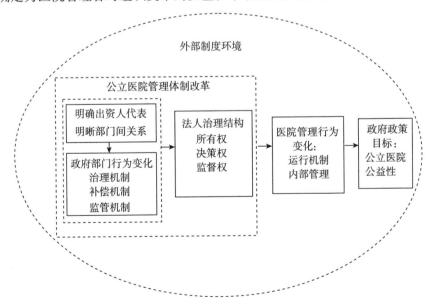

图1-1　研究的逻辑框架

（二）研究的目标

本书的目标是结合新公共管理、制度经济学相关理论和北京市公立医院管理体制改革的实践，在我国公立医院管理体制改革发展进程的背景下，从宏观层面的管办分开改革和中观层面的法人治理运行机制改革，将管理体制改革同医院管理者行为和医院公益性目标结合起来，从理论和实践两个方面评价医院管理体制改革对公立医院公益性的影响，为完善北京市公立医院管理体制改革提供实证依据，研究结果也将对其他地区完善公立医院管理体制改革提供决策证据和参考。

（三）研究的具体内容

根据研究的总体逻辑框架，研究内容主要包括以下六个方面：

1. 公立医院管理体制改革的理论研究

一是梳理公立医院、公立医院管理体制、公立医院管理体制改革和公立医院公益性的概念，并形成本书对于这四个概念的界定。

二是从新公共管理理论、契约理论、非营利组织理论、利益相关者理论、公立医院组织变革评价理论五个方面梳理相关理论研究进展，并分析对公立医院管理体制改革及公益性影响的指导和借鉴意义。

2. 公立医院管理体制改革历程及政策变迁

梳理政府颁布的一系列公立医院管理体制改革的政策文件，分析改革历程和主要政策点，结合我国经济体制改革的不同时代背景，分析不同阶段公立医院管理体制改革的特点、存在的主要问题及其根源。

3. 公立医院管理体制改革对公立医院的影响研究——基于北京市的调查

（1）北京市管理体制改革现状分析。将北京市的管理体制改革分为三种模式，海淀区成立隶属于区政府的公共服务委员会（以下简称"公共委模式"）、北京市成立隶属于市卫生计生委的北京市医院管理局（简称"医管局管理模式"）、西城区、朝阳区和石景山区成立隶属于区卫生局的医院管理服务中心（以下简称"医管服务中心模式"）。从改革概况、特点、成效、问题四个方面分析北京市三种管理体制改革的现状，并归纳三种模式的共同点和差异性。

（2）不同管理体制及对公益性影响的比较研究。在上述理论框架的指导下，循着政府相关部门行为改变和医院行为改变对公立医院公益性的影响路径，通过对比分析，判断不同医院管理体制改革模式对公立医院公益性的影响程度。从而分析在不同管理体制下公立医院行为变化带来的绩效变化是否符合政府政策目标期望的方向，即确保公立医院的公益性。对于公益性的测量主要利用已有的研究成果，包括国内外对公益性衡量的指标体系，结合现有的卫生统计数据进行测量。重点关注管理体制对行为影响所带来的绩效变化。

第一，三种公立医院管理体制改革模式的比较分析。结合现场调查资料重点从组织变革的各要素在改革前后的变化分析三种管理体制的差异。组织变革的要素包括：决策权、市场开放度、剩余索取权、问责、社会功能的明晰。

第二，管理体制改革对政府补偿机制和监管行为的影响。根据医院财政补助收入占总支出的比例、财政基本支出补助占基本支出比例等指标数据分析不同管理体制改革管办分开模式下医院补偿机制的差异；根据对政府行政人员和医院院长的访谈分析政府监管行为的变化。

第三，管理体制改革对管理行为的影响。通过问卷调查和结构方程模型的构建分析组织变革要素与医院管理者行为的关联关系。通过公立医院信息披露现状调查，分析管理体制改革对医院信息披露行为的影响。通过典型医院改革前后管理行为和绩效考核指标的比较，分析管理体制改革对医院内部管理的影响。

第四，管理体制改革对公益性的影响。由于2009年以后随着深化医药卫生体制改革的推进，各项改革举措组合出现，很难分离管理体制改革对公益性的影响。为了更明确地考察管理体制改革对公益性的影响，本书选择2007—2009年北京市市属和各区属的70家医院（二级以上）三年的数据，建立多元回归模型，探讨"公共委模式"和"医管服务中心模式"对公益性的影响。其中，将公益性分为三个方面，一是患者受益；二是投入产出效率；三是资产使用效率。

4. 公益导向的公立医院法人治理改革研究

以世界银行专家提出的医院组织变革的概念框架及评价指标为基础，对北京市公立医院治理现状、管理行为的现状进行评价；以理事会为核心的北京市公立医院法人治理结构改革为例，分析改革后决策权、市场开放度、剩余索取权、问责、社会功能明晰的变化。推进法人治理结构的改革，不仅要考虑各方受益情况，更要重视各方面临的风险和表达的阻抗，通过利益相关者访谈分析这项改革面临的动力和阻力。最后，基于现状、改革进程和改革带来的变化，提出公益导向的公立医院治理模式和路径选择。

5. 公立医院管理体制改革的制度环境和今后趋势的情景分析

分析不同管理体制对医院公益性的影响，目的是为后续改革提供可参考的实证依据。情景分析是对公立医院管理体制改革的社会经济环境和卫生改革环境的梳理，分析公立医院管理体制改革的支持力量和阻碍力量。

6. 公立医院管理体制改革的建议与对策

结合理论和实证研究的结果，提出公立医院管理体制改革的建议和对策。

三、研究方法

本书以理论研究为基础，综合运用多种实证研究方法，重点以北京市为例，从多个角度对公立医院管办分开和法人治理结构改革进行研究。

（一）资料收集方法

1. 文献研究

检索的文献主要包括：公共部门组织变革的理论基础和制度环境；公立医院管理体制改革的相关理论；国内外公立医院管理体制改革模式、背景和实施效果；国内外公立医院治理结构的构成要素和评价体系；国内公立医院管理体制改革的相关文件、改革实施现状及影响；公立医院公益性评价研究。

2. 现有数据收集和整理

完全重新建立一套数据体系是比较困难的也是没有必要的。现有的医院统计信息上报体系包含了医院的基本情况、业绩等信息。本书尽可能地使用现有的统计数据，实现分析的目标。研究中主要使用以下数据资料：

（1）不同管理体制下医院运营状况数据收集。收集2007—2009年北京市市属和区属70家公立医院卫生统计数据；2011—2013年部分市属公立医院绩效考核数据，选择公益性相关指标，分析不同管理模式下公益性指标的差异。

（2）制度环境相关数据收集。2004年以来北京市卫生工作统计资料、中国卫生统计年鉴数据、卫生总费用研究报告等。

3. 半结构化访谈

根据公立医院管理体制的影响路径，按照事先确定的问题设计访谈提纲，依据资料分层，充分收集公立医院管办分开和法人治理结构改革各相关利益团体及专家的意见和看法，展开分析。

对北京市编办（2人）、北京市医药卫生体制改革领导小组办公室（3人）、北京市医院管理局（4人）、原北京市卫生局（1人）、北京市国资委监事会（1人）、原北京市西城区卫生局（3人）、原北京市海淀区卫生局（1人）、北京市海淀区公共委（2人）。以及昆明市卫生局、深圳市卫生局等部分政府行政机关进行调研，访谈政府相关部门领导7人，以便准确把握公立医院管理体制改革的政策环境。

选择公立医院、民营医院共11家，对院长、副院长和医务人员进行访谈，重点了解各地在管办分开和法人治理结构改革的具体措施及试点医院院长的想法。

对卫生管理、卫生经济、管理学、法学方面的专家8人进行深入的个人访谈，从中汲取其重要的思想观点。

4. 典型调查

本书以北京市为主要研究对象，但是，为了了解全国公立医院管理体制的基本情况，研究中还综合考虑经济发展水平，各地医院管理体制改革以及医院规模情况，在广东省（深圳市）、云南省（昆明市）、山东省（济南市、青岛市、泰安市）、浙江省（东阳市）等地区进行典型调查，调查的主要内容包括各利益相关团体及专家对公立医院管理体制改革的意见和看法。

5. 问卷调查

课题组以 Alexander S. Preker 和 April Harding 提出的医院组织变革概念框架及评价指标为基础[12]，设计适合实际我国情况的公立医院组织变革（政府和医院关系）与医院管理行为（内部管理）现状调查问卷。调查问卷分四部分：第一部分为公立医院基本情况；第二部分调查医院治理结构特征；第三部分调查医院内部管理情况；第四部分为被调查者基本情况。问卷设计经过 2 轮专家咨询，并于 2011 年 4 月在 6 家医院进行预调查，经修改完善后形成最终问卷。其中，组织变革（治理结构）状况包括决策权、市场开放度、剩余索取权、问责和社会功能 5 个维度 20 个问题。管理行为问卷涉及财务管理、营销、人力资源、生产资料购买、战略管理、医疗管理 6 个方面 38 个指标，考察医院高层管理者对这些指标熟悉程度以及是否通过评估这些指标来改善管理。由被调查者判断所在医院的高层管理者（整体）对这些指标熟悉程度和利用这些指标改变管理的情况。

选取北京市 500 张床以上的三级公立医院以及区县级综合医院作为调查对象。根据 2010 年北京市卫生工作统计资料 16 个区县 500 张床以上医院共 63 家（含部分民营医院）[14]。为保证样本的分布，将床位数接近 500 张的区县属综合医院和床位不满 500 张的三级甲等口腔医院也纳入研究对象。由于结构方程模型对样本量的要求，本书又选取山东和河南床位超过 500 张床的公立医院进行调查以保证结构方程构建所需的样本量。

每家医院选择 1 名调查对象，被调查者为对医院高层管理最知情的人，优先选择院长，其次是副院长、院办主任及主要科室主任。问卷采取匿名的方式。于 2011 年 10 月—2012 年 7 月向北京市 56 家医院发放调查问卷，收回有效问卷 51 份，其中调查院长 13 人，副院长 27 人，院办主任 9 人，其他科室主任 2 人。向河南、山东 54 家医院发放调查问卷，收回有效问卷 41 份，其中调查院长 6 人，副院长 35 人。

6. 专家咨询会

针对公立医院管理体制改革对公立医院的影响和公立医院公益性的主要体现等方面内容进行充分论证，从而完善公立医院高层管理者调查问卷和公益性评价指标。专家包括卫生行政管理、卫生管理研究、医院管理专家三类。召开专家研讨会 2 次，共计邀请专家 25 人，分别来自卫生部卫生发展研究中心、原卫生局、首都医科大学、部属和北京市属公立医院。

7. 网络调查

对 20 家北京市属三甲公立医院和相关政府（北京市卫生计生委和北京市医院管理局）的网站内容按照经专家咨询确定的指标体系进行网络调查，以了解北京市属三级甲等公立医院经网络的信息披露现状。调查时间为 2013 年 4 月上旬和 5 月上旬，调查方式为调查者分别在两个时段分两遍对医院和政府网站进行调查，对比两次调查结果，对不同结果进行再次重点调查。

（二）资料分析方法

1. 理论分析

（1）运用新公共管理理论、契约理论、非营利组织理论探讨我国公立医院管办分开和法人治理结构改革的理论基础。

（2）运用利益相关者理论，分析公立医院管理体制改革的利益相关方受益和受损情况。

（3）运用情景分析，考察国内公立医院改革地区公立医院试点情况，结合北京情况通过对比研究，结合调查资料，分析北京市公立医院管理体制改革面临的社会经济环境和卫生改革环境。分析存在的问题和今后发展的方向。

2. 描述性分析

利用 Microsoft Excel 2007 分析不同时间各项公益性指标变化趋势。利用 Spss16.0 对问卷调查结果进行描述性分析。信息披露指标筛选中对专家反馈的结果，利用 Microsoft Excel 2007 进行录入，根据专家自评权威程度对一、二、三级指标进行加权平均得到指标的重要性和可操作性最终得分。对网络调查结果，分别计数得到特定医院披露指标的数量和披露特定指标的医院数量。

3. 问卷调查数据的结构方程模型分析

问卷调查的每道题采取 5 分制最低为 1，最高为 5。由于各维度问题数量不同，使各维度分值差异较大，因此采取标准化处理，将每个维度的得分转化为 0 ~ 1 的数值。

　　维度标准化得分 = （维度实际得分 – 维度最小值）／（维度最大值 – 维度最小值）

　　本书使用结构方程模型分析医院治理结构与医院行为之间的关系。结构方程模型（Structural Equation Model，SEM）是基于变量的协方差矩阵来分析变量之间关系的一种统计方法。可以同时处理潜变量及其指标的关系。本书要分析治理结构和医院行为之间的关系，两者都不能直接测量，为潜变量。这两者可以用一些外显的指标去间接测量，如通过问卷测量的不同维度得分。考虑到模型的简约性，通过前期研究对于各维度的分析及信度效度检验，在构建结构方程模型时对两个潜变量的分析维度进行了合并整理。治理结构的 5 个维度合并为 3 个维度：决策自主权、市场监督、社会问责与社会功能。决策自主权包含原 5 个维度中的决策权，以及市场开放度和剩余索取权维度中的反映医院决策自主权大小的问题；市场监督为原市场开放度维度中以信息披露程度指标反映的市场监督情况；社会问责和社会功能为原来的两个部分的合并。医院行为的 6 个维度合并为 2 个维度：短期行为和长期行为。短期行为主要包含医院收入支出、医院发展目标确定、患者满意度、医疗事故差错发生率等利用率较高的指标；长期行为主要包含成本相关指标以及效率、效果相关等多数公立医院管理者不熟悉或不常使用的指标。具体框架见图 1 – 2。

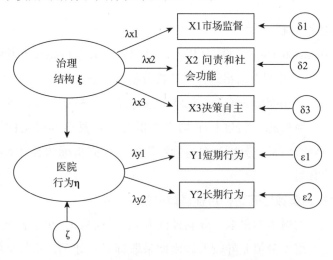

图 1 – 2　治理结构对医院行为影响的结构方程模型

测量方程为

$$\chi = \Lambda_x \xi + \delta$$

$$\gamma = \Lambda_y \eta + \varepsilon$$

其中，χ 为外源指标（治理结构的几个维度）组成的向量；γ 内生指标（医院行为的几个维度）组成的向量；Λ_x 为外源指标与外源潜变量之间的关系（λ_{x1}，λ_{x2}，λ_{x3}）：Λ_y 为内生指标与内生潜变量之间的关系（λ_{y1}，λ_{y2}），δ 为外源指标误差项：ε 为内生指标误差项。

结构模型可写成

$$\eta = \Gamma \xi + \xi$$

η 为内生潜变量（医院行为）；ξ 为外源潜变量（治理结构）；Γ 为外源潜变量对内生潜变量的影响；ξ 为结构方程的残差项，反映了 η 在方程中未能被解释部分。

使用 Spss16.0 软件进行数据管理和信度效度分析，Amos17.0 构建结构方程模型。

4. 不同管理体制下医院公益性指标差异分析——多元回归模型

本书选择 2007—2009 年三年北京市市属和各区属地 70 家医院三年的数据，建立多元回归模型，探讨"公共委模式"和"医管服务中心模式"对公益性的影响。其中，将公益性分为三个方面：一是患者受益；二是投入产出效率；三是资产使用效率。选取的公益性指标见表 1 - 1。

分别以单一的公益性指标作为因变量，以"公共委模式"、"医管服务中心模式"、是否远郊、固定资产价值、医院级别、平均开放床位、年末在职职工中卫生技术人员数为自变量分别建立回归模型。自变量及取值见表 1 - 2。

5. 定性资料的处理

所有访谈过程依照访谈提纲进行提问，并根据被访谈者的回答情况及时进行追问。访谈完毕后研究人员整理转录录音和笔记，然后对访谈资料进行整理审核，建立数据库，借助定性分析软件 Nvivo 9.0，按研究目的对访谈资料进行整理、编码、分类和提取，并运用归纳、总结的方法对经过编码分类的资料做出分析和解释。

表1-1 选取的公益性指标

公益性的三个方面	指标	单位
患者受益指标	确认无法收回的医疗欠费	元
	药品收入占医药收入比重	%
	每诊疗人次收费水平	元
	每诊疗人次收费中药品费	元
	出院者平均医药费用	元
	出院者平均医药费中药品费	元
投入产出效率	出院者平均住院天数	天
	管理费用占业务支出的比重	%
	百元医疗收入的医疗支出	元
	百元医疗收入消耗卫生材料	元
	病床周转次数	次
资产使用效率	固定资产增长率	%
	净资产增长率	%
	百元固定资产医疗收入	元
	资产负债率	元
	病床使用率	%

表1-2 自变量及取值

自变量	取值
"公共委模式"	"公共委模式" =1, 非"公共委模式" =0
"医管服务中心模式"	"医管服务中心模式" =1, 非"医管服务中心模式" =0
是否远郊	"是" =1, "否" =0
固定资产价值	元
医院级别	三级 =1 二级 =0
平均开放床位	床位数
年末在职职工中卫生技术人员数	人数

参 考 文 献

[1] 方涛. 国家治理体系和治理能力现代化: 内涵、依据、路径 [J]. 观察与思考, 2015 (1): 52-58.

[2] 薛澜. 顶层设计与泥泞前行: 中国国家治理现代化之路 [J]. 公

共管理学报，2014，11（4）：1-6.

[3] 刘继同. 我国医疗卫生体制改革背景与公立医院管办分离改革议题[J]. 中国医院管理，2008，28（3）：3-5.

[4] 罗力. 我国公立医院逐利的目的、动机、条件和内部激励[J]. 中国卫生政策研究，2009，2（3）：23-28.

[5] 饶克勤. 公立医院改革重在体制创新和制度建设[J]. 中华医院管理杂志，2014，30（5）：321-324.

[6] Owen E. Hughes. Public Management and Administration：An Introduction（Third Edition）[M]. 北京：中国人民大学出版社，2004.

[7] Ceri R. Thompson，Martin Mckee. Financing and Planning of public and private not-for-profit hospital in the European Union[J]. Health Policy，2004（67）：281-291.

[8] Armin H. Fidler，Reinhard R. Haslinger，Maria M. Hofmarcher，etc.. Incorporation of public hospitals：A "Silver Bullet" against overcapacity，managerial bottlenecks and resource constraints? Case studies from Austria and Estonia[J]. Health Policy，2007（81）：328-338.

[9] 迟宝兰，郑雪倩，梁铭，等. 公立医院法人治理结构研究[G]. 卫生部政策法规司. 基本医疗卫生制度研究报告集，2009：847-868.

[10] 马进，赵明，刘世萍，等. 公立医院管理体制改革形式的比较研究[G]. 卫生部政策法规司. 基本医疗卫生制度研究报告集，2009：738-772.

[11] 孟开. 我国公立医院"管办分开"管理体制改革现状分析与探讨[J]. 中国医院，2010，14（12）：15-17.

[12] 郭蕊、常文虎、韩优莉. 当前公立医院法人治理结构改革进展及相关问题的认知分析——部分试点地区的典型调查[J]. 中国医院，2012，16（8）：22-25.

[13] Alexander S. Preker，April Harding. Innovations in Health Service Delivery-The Corporatization of Public Hospitals[M]. The World Bank，2003.

[14] 北京市卫生局. 2010年北京市卫生工作统计资料（汇编）（内部资料）.

第二章

公立医院管理体制改革
相关概念的梳理与界定

公立医院管理体制改革涉及 4 个主要的概念：公立医院、公立医院管理体制、公立医院管理体制改革、公立医院公益性。在不同研究视角下，学者对于这几个概念的认识存在一定的差异。本书在梳理现有概念的基础上，形成对于这几个概念的界定，以保证在既定的概念框架下进行分析，避免由于基本概念理解的差异造成逻辑分析甚至结论上的分歧。

一、公立医院

2008 年以前，我国常规统计数据中并无公立医院这一统计指标，而是将医院按照经济类型分为国有、集体、联营、私营和其他五类。① 2009 年《中共中央国务院关于深化医药卫生体制改革的意见》将公立医院改革作为重要内容之一。原卫生部公布的《2009 年我国卫生事业发展情况简报》中首次有公立医院的数据，② 该简报公布 2009 年 11 月底全国医院 19822 个（内：公立医院 14086 个）。公立医院的数量与当年卫生统计年鉴数据中国有和集体医院的数量接近③。即在 2009 年以后公布的公立医院数据为原统计口径中国有医院和集体医院的统称。

研究人员根据研究的目的对公立医院的界定有所不同。目前国内外研究主要从公立医院产权组成结构、投资及运营机制和所发挥的社会功能三

---

① 详见国家卫生计生委网站公布的各年《中国卫生统计年鉴》。
② 2008 年以前卫生事业发展统计公报中未见公立医院数量。
③ 《2010 中国卫生统计年鉴》中 2009 年国有医院 12621 个，集体医院 1430 个，合计为 14051 个，与简报中公立医院 14086 个相差 35 个，可能与统计时点不同有关。

个方面对公立医院进行界定。从产权组成结构上来看，公立医院是公共产权，政府为公众的代表。从投资和运营机制来看，公立医院应由政府出资并提供运营经费，国家对其承担无限清偿责任。从功能上来看，公立医院要体现国有资本意志，作为政府实现其医疗卫生服务基本职责的组织载体。因此，非营利性、向全民提供基本医疗服务、维护健康公平被认为是公立医院的本质属性[1]。但是，20世纪80年代以后，公立医院运营机制转变为政府给予一定的财政补助，医院的发展资金主要由医院提供的医疗服务获得[2]。在此背景下，公立医院要实现发展，在行为上就逐渐显现出"逐利"倾向[3]。公立医院"表面姓公，行为为私"被社会广为诟病，公立医院"不公益"已经成为政府忧心、百姓关心、事关社会和谐与稳定的重大民生问题。公立医院的本质属性及其行为表征之间的矛盾成为公立医院改革必须面对的首要问题，而这一矛盾的产生则是由其产权机制、运营机制之间的矛盾所带来的。基于以往观点，本书认为公立医院是政府或集体举办，政府拥有产权，国家对其承担无限清偿责任，是实现政府医疗服务基本职责的组织形式，承担着向全民提供基本医疗服务，维护健康公平等社会责任。在本书中重点关注公立医院本质属性与其表现出来的行为特征之间的矛盾关系。

二、公立医院管理体制

管理体制是一个较为宽泛的概念，可以认为是规定政府与各类组织以及组织内部管理的范围、权限职责、利益以及相互关系的各种制度的总和。公立医院管理体制可定义为明确政府与公立医院和公立医院内部经营管理权责利益关系的制度安排。

由于现有体制下公立医院是政府或集体举办的医院，影响上述权责利益关系的因素较多，这就使不同学者对公立医院管理体制内涵的认识存在一定的差异。郝模（2002）提出公立医院管理体制在理论和实践上应理顺八个问题：政府在医疗服务提供中应该承担的职责、义务和角色；计划和市场机制在医疗服务供给中的作用和缺陷，以及政府如何在两者之间求得平衡点；社会总体卫生资源的有限性和居民需求无限性和多层次之间的矛盾，以及如何在其中求得平衡；单个医院内部运作的高效率与政府关注的社会问题之间的矛盾与平衡；转型过程中所面对的宏观长期发展目标与短期具体操作计划、步骤之间的衔接问题；针对操作步骤中具体问题的政策研究；改革中涉及的管理体制和运作机制的调整原则；医院总体改革和调整走向，以及相关部门的职责和协调问题[4]。这八个问题统筹考虑了卫生服务市场中政府、市场、公立医院应该协调的各种关系，可以认为是明确上述概念中提到的权责利益关系的基础，这也就意味着公立医院管理体制是一个涉及多个关系的具有综合性的系统。明平勇等（2011）从两个维度理解公立医院管理体制：一是公立医院的外部治理问题，即政府作为所有者代表与公立医院管理者之间的权责关系问题；二是公立医院内部治理问题，即公立医院经营管理的决策、执行和监督机制安排问题[5]。两个维度的概念从管理层次上对管理体制进行了细分。也有学者认为公立医院法人治理结构是公立医院管理体制典型的方式[6]。从研究可操作性的角度考虑，本书将公立医院管理体制具体分为两个层面：一是明确政府及相关部门与公立医院之间的权责关系；二是明确医院经营管理的权责关系。

▌ 三、公立医院管理体制改革

中国的公立医院管理体制改革可以追溯到 20 世纪 80 年代，当时主要是通过"放权让利"扩大医院自主权，到 90 年代，则是以调整和完善内部运行机制为主的医院改革，恢复了党委领导下的院长负责制，完善任期目标责任制。2000 年《关于深化卫生事业单位人事制度改革的实施意见》提出实行产权制度改革的试点单位，可探索试行理事会决策制、监事会监管制等新型管理制度[7]。2006 年《中华人民共和国国民经济和社会发展第十一个五年规划纲要》提出："按照政事分开、管办分开、医药分开、营利性与非营利性分开的方向，坚持政府主导、社会参与、转换机制、加强监管的原则，建立符合国情的医疗卫生体制。"2009 年《中共中央国务院关于深化医药卫生体制改革的意见》明确提出推进公立医院管理体制改革，从有利于强化公立医院公益性和政府有效监管出发，积极探索政事分开、管办分开的多种实现形式。通过转变政府职能，明确卫生行政部门承担卫生发展规划、资格准入、规范标准、服务监管等行业管理职能，其他有关部门按照各自职能进行管理和提供服务，以及要落实公立医院独立法人地位。因此，"政事分开""管办分开""法人治理结构改革"也经常被当作公立医院管理体制改革的代名词。学者对于公立医院管理体制改革、政事分开、管办分开、公立医院治理的内涵在讨论中逐渐明晰。

（一）公立医院管理体制改革

公立医院管理体制改革可认为是对于公立医院管理体制涉及的各方面与公立医院发展目标不相适应的内容予以调整和完善的过程，由于公立医院管理体制的系统性，其改革也是一个系统工程。郝模（2002）提出公立医院管理体制改革的目标应该是"高效率的公平和可及"，改革的重点要关注公立医院运作机制的完善[8]。周子君等（2003）认为管理体制改革应包括调整公立医院在现行医疗服务体系中所占的比重以适应市场经济的要求，规范政府职能，使政府与医院的关系由行政隶属关系转变为政府监管关系[9]。郑大喜（2005）将公立医院产权制度改革；构建多层次的竞争性医疗服务市场；理顺政府与公立医院、非营利性和营利性医院的关系；加快政府职能转变以建立起与医院之间的新型监管关系；完善配套措施和外部环境等作为公立医院管理体制改革的主要内容[10]。夏冕等（2010）认为公立医院管理体制改革应包括政府以出资人身份与医院建立规范的产权关系，明确出资人与监管者的关系，行政主管部门专注监管职能；以及建立公立医院法人治理结构，实现出资人所有权、法人财产权、经营管理权的分离[11]。罗永忠（2010）认为公立医院管理体制改革的理论预期应当是实现政企分开、政资分开、管办分开和治理结构创新、组织结构创新、管理制度及理论创新[12]。基于外部治理和内部治理两个维度的划分，明平勇等（2011）进一步提出公立医院管理体制改革通过外部治理改革实现政府的宏观规划监管职能与微观经营管理职能分开；通过内部治理改革建立以医院管理理事会为核心的法人治理结构，实现公立医院的决策权、执行权与监督权的独立与相互制衡[5]。杨敬宇（2012）也强调公立医院管理体制改革中政府职能转变包括政府部门之间的职权划分与协调机制的构建，政府和医院管理者之间的责权划分[13]。从不同学者对于公立医院管理体制改革的认识，可以看出公立医院管理体制改革的系统性和复杂性。首先，公立医院管理体制改革是医药卫生体制改革这一复杂系统工程的组成部分，其改革的目的和采取的措施应与整体改革相一致和协调。其次，公立医院管理体制改革不能把视角仅仅放在公立医院，改革与政府职能的转变密切相关。最后，公立医院管理体制改革要考虑卫生服务市场与政府的关系，以及如何通过改革使公立医院更好地发挥作用。

因此，公立医院管理体制改革重点涉及四个方面的问题：一是公立医院在实现卫生服务体系目标中发挥的作用是什么？二是根据其应该发挥的作用，其在市场中应占有的份额是多大？三是保证其作用得以发挥的政府与医院之间责权利的关系如何界定？四是保证其责权利得以明晰的制度体系和组织架构是什么？后两个问题的回答可认为是公立医院管理体制改革需要解决的问题，前两个问题的回答可认为是公立医院管理体制改革的前提条件。对于前两个问题的回答虽然目前还没有非常明确的答案，但是近年来颁布的相关卫生改革文件中可体现出一定的导向性。在 2009 年《中共中央国务院关于深化医药卫生体制改革的意见》中提出"确立政府在提供公共卫生和基本医疗服务中的主导地位"。"落实公立医院政府补助政策。逐步加大政府投入，主要用于基本建设和设备购置、扶持重点学科发展、符合国家规定的离退休人员费用和补贴政策性亏损等，对承担的公共卫生服务等任务给予专项补助，形成规范合理的公立医院政府投入机制。""适度降低公立医疗机构比重，形成公立医院与非公立医院相互促进、共同发展的格局。"这些表述可以理解为政府办医的主导地位体现在提供公共卫生和基本医疗服务，在此基础上落实公立医院的补偿政策，在满足这一功能的基础上适度降低公立医疗机构的比重。2010 年原卫生部《关于印发公立医院改革试点指导意见的通知》（卫医管发〔2010〕20 号）提出"按照'适度规模、优化结构、合理布局、提高质量、持续发展'的要求，促进公立医院健康发展，满足人民群众基本医疗服务需求，切实缓解群众看病贵、看病难问题。""坚持公立医院的主导地位，鼓励多元化办医，推动不同所有制和经营性质医院协调发展。""促使公立医院切实履行公共服务职能，为群众提供安全、有效、方便、价廉的医疗卫生服务。"进一步地明确了公立医院要满足人民群众基本医疗服务需求，履行公共服务职能的目标。2012 年《国务院关于印发"十二五"期间深化医药卫生体制改革规划暨实施方案的通知》（国发〔2012〕11 号）提出"落实政府办医责任。坚持公立医院面向城乡居民提供基本医疗卫生服务的主导地位，进一步明确政府举办公立医院的目的和应履行的职责，扭转公立医院逐利行为。进一步落实政府对公立医院的基本建设和设备购置、重点学科发展、公共卫生服务、符合国家规定的离退休人员费用和政策性亏损补贴等投入政策。""合理确定公立医院（含国有企业所办医院）数量和布局，严格控制建设标准、规模和设备配备。禁止公立医院举债建设。""控制公立医院提供非基本医疗服务。每千常住人口医疗卫生机构床位数达到 4 张的，原则上不再扩大公立医院规模。"这一文件更为明确地提出公立医院提供基本医疗卫生服务的主导地位，以及控制公立医院规模的规划目标。同年，《国务院关于印发卫生事业发展"十二五"规划的通知》（国发〔2012〕57 号）在 11 号文的基础上提出"到 2015 年，非公立医疗机构床位数和服务量均达到医疗机构总数的 20% 左右。"这一文件对于公立医疗机构在卫生服务市场的比重给予了明确的规定。2013 年《国务院关于促进健康服务业发展的若干意见》（国发〔2013〕40 号）提出"形成以非营利性医疗机构为主体、营利性医疗机构为补充，公立医疗机构为主导、非公立医疗机构共同发展的多元办医格局。"同年，《关于加快发展社会办医的若干意见》（国卫体改发〔2013〕54 号）提出"国家完善卫生资源规划指导性文件，编制好《全国卫生服务体系规划纲要（2015—2020 年）》，在区域卫生规划和医疗机构设置规划中为非公立医疗机构留出足够空间，优先满足非营利性医疗机构需求。"2015 年 3 月印发的《全国医疗卫生服务体系规划纲要（2015—2020 年）》提出"每千常住人口公立医院床位数超过 3.3 张的，原则上不再扩大公立医院规模"，"到 2020 年，按照每千常住人口不低于 1.5 张床位为社会办医院预留规划空间，同步预留诊疗科目设置和大型医用设备配置空间。"从政策文件表述的变化可以看出，政府越来越明确政府办医承担有限的责任，即公共卫生和基本医疗服务。虽然尚未对基本医疗服务的内涵给予明确的界定，至少可以明确政府举办公立医院最核心的功能是保障基本医疗服务的提供。虽然这并不意味着不能提供非基本医疗，但是一定是在保障基本医疗服务提供的基础上。而人民群众多层次的医疗服务需求则要发挥市场机制的作用。另外，公立医院提供基本医疗服务并不意味着低效率，也需要引入市场机制提高服务的效率，以减少资源的浪费。因此，公立医院管理体制改革也要服务于保障公立医院高效率地提供公平可及的基本医疗服务的目标。

在此基础上，本书关于公立医院管理体制改革的分析将集中于实现这一目标的政府与医院以及医院内部治理的权责利关系的制度安排。

（二）政事分开和管办分开

"政事分开"与"管办分开"被认为是公立医院管理体制改革的重要手段或途径。学者对于这两个概念的内涵也有多种形式的界定。马进（2008）将"政事分开"的内涵界定为政府行政部门和事业单位法人的分开，其目的在于打破计划经济体制下国家包办事业单位的格局，使政府行政权与事业单位自我管理权分离。将"管办分开"的内涵界定为行业行政监管的部门与按全行业标准进行生产产品或提供服务的部门的分开，通过理清不同职能部门的责任和目标提高政府管理的效率和公正性[14]。潘习龙等（2008）认为"管办分开"的内涵是卫生行政部门依法管理（包括准入、监管和法律意义上的管理）和举办（所有权意义上的"办"，包括人、事和资产）职能分开[15]。刘继同（2008）提出了广义的"管办分开"的概念，认为其实质是重新调整卫生行政部门与公立医院之间的关系，以改善政府管理医院的结构与质量，而非改变公立医院的福利性质。各类卫生行政管理部门与其主管医疗机构在管与办的各种关系上实行一定程度分开措施的总和称为广义的"管办分开"，"管"与"办"的行政管理关系，以及医院自身的内部管理改革措施都可归于宽泛的管办分开改革[16,17]。李磊（2008）认为管办分离就是指卫生行政部门与医院的关系由行政隶属关系转变为行政监管关系[18]。夏冕等（2010）认为实现"政事分开、管办分离"指政府部门与公共服务事业法人的政事分开；政府监管职能与服务者的职能分开；公共服务的购买者与提供者分开[11,19]。林枫等（2010）认为公立医院"管办分开"体现在卫生行政部门只承担公立医院的行业监管、质量监管、资格准入等"监管"性职能，而公立医院的经营、发展等"举办"性职能则由建立现代医院法人治理结构后的相关部门（办医主体）来履行[20]。张颖聪等（2011）认为"政事分开"是根据"决策"与"执行"相分离的原则，通过明确划分"行政"与"事业"两大部门的责任界限，将公共服务举办主体和实施主体的关系由传统的隶属关系转变为现代契约关系。而"管办分离"则是在医院所有权不变的情况下，在转变政府职能和实现公立医院公平竞争、提高效率、节约医疗资源等目标的基础上，实现政府"管"与医院"办"的合理统一[21]。杨敬宇（2012）认为"政事分开"强调卫生行政部门与公立医院在职责定位方面的分开；"管办分开"是指卫生行政部门与承担出资人角色的政府机构在公立医院投入、管理与评价等方面职能的分开。政事分开是实现管办分开的基础[13]。从学者对于政事分开和管办分开的辨析来看，对于政府监管职能和医院经营服务职能的分开在理解上是一致的，但是，在"政府'办'医院，还是医院或其他机构'办'"这一点上有差异。在实践中也体现为不同的改革形式，不同地区"管办分开"模式的差异主要体现在："管"和"办"的职能在卫生部门内部的分开；还是在不同的政府部门分开；还是成立事业单位性质的医院管理中心等多种形式。

医院管理体制改革中的"政事分开"和"管办分开"涉及多个政府部门和医院，受整个政府管理体制改革的影响，因此，对其内涵的认识要放在政府职能转变和事业单位改革的大背景下进行分析。对于"政事分开"，"政"指政府部门或行政机关，"事"指事业单位。"政事分开"既属于政府部门改革的内容，也属于事业单位改革的内容。根据1998年国务院颁布的《事业单位登记管理暂行条例》，事业单位是国家为了社会公益目的，由国家机关举办或者其他组织利用国有资产举办的，从事教育、科技、卫生等活动的社会服务组织。国家设立事业单位的目的是弥补公共物品和准公共物品提供中市场的缺陷，由政府保证全民享有基本的公共服务。因此，"政事分开"的程度要依赖于政府职责的定位和对事业单位功能的定位。党的十八届三中全会报告《中共中央关于全面深化改革若干重大问题的决定》中提出全面正确履行政府职能，政府的职责和作用主要是保持宏观经济稳定，加强和优化公共服务，保障公平竞争，加强市场监管，维护市场秩序，推动可持续发展，促进共同富裕，弥补市场失灵。其改革体现在以下四个方面：一是进一步简政放权，解决越位问题；二是加强有效治理，解决履责方面缺位的问题；三是合理划分中央和地方政府职能，解决错位问题；四是创新政府管理方式，解决政府管理效能不高的问题。在创新政府管理方式方面，提出推广政府购买服务，凡属事务性管理服务，原则上都要引入竞争机制，通过合同、委托等方式向社会购买。这一点体现了政府要从事务性管理服务中脱离出来的政府职能转变的方向。事业单位改革也是政府转变职能的要求。2012年《中共中央国务院关于分类推进事业单位改革的指导意见》中将公共卫生、基层的基本医疗服务，以及非营利医疗划分为公益服务，从事公益服务的事业单位细分为两类。其中公共卫生及基层的基本医疗服务属于基本公益服务，不能或不宜由市场配置资源，划入公益一类；非营利医疗可部分由市场配置资源的，划入公益二类。对公益服务事业单位改革的主要目的是强化其公益属性，充分调动工作人员的积极性、主动性、创造性，激发事业单位生机与活力，不断提高公益服务水平和效率，促进公益事业的发展，为人民群众提供更加优质高效的公益服务。而管理体制改革正是要服务于此目的。通过"政事分开"，理顺政府与事业单位的关系。"分开"的本质是政府行政职能和事业单位公益服务职能的明确，具体体现为行政主管部门通过职能转变和创新管理方式，减少对事业单位的微观管理和直接管理，但同时要强化制定政策法规、行业规划、标准规范和监督指导等职责，并落实事业单位法人自主权，逐步取消行政级别。

对于"管办分开"，"管"指监管，"办"指举办。"管办分开"即政府对公立医院的监管职能和举办公立医院的职能要分开。"管办分开"体现责任关系的明确。从事业单位的定义和职能来看，提供公益服务的事业单位必不可少地要依赖于政府的公共投入，对于公益一类事业单位需要政府举办，对于公益二类事业单位如公立医院则可以采取多样化的方式投入和保障机制。因此，公立医院"管办分开"应该是适度的分开，分开不是目的，真正地实现保证公平可及并具有较好的投入产出效率是"管办分开"的目的，"管办分开"的程度可能随着制度环境的变化而存在差异。

（三）公立医院法人治理

法人，是指由法律规定具有民事权利能力的人合组织体和财合组织体。法人成立必须要有组织机构，我国《民法通则》以法人活动的性质为标准，将法人分为企业法人、机关法人、事业单位法人和社会团体法人。法人治理是现代企业发展的产物，在我国，"治理"一词是从企业界"公司治理"中所引入的。公司治理结构存在广义和狭义的两种理解。狭义的公司治理结构将法人治理视为一种内部管理体制，是在公司所有权和经营权分离的情况下提出的，通过制度安排，合理地配置所有者与经营者之间的权利与责任关系。其主要特点是通过股东大会、董事会、监事会及管理层所构成的公司治理结构的内部治理。广义的公司治理则不局限于股东对经营者的制衡，而是涉及广泛的利益相关者，包括债权人、供应商、雇员、政府和社区等利益相关者[22]。公司治理是通过一套包括内部的或外部的制度或者机制来协调公司与所有利益相关者之间的利益关系。治理的目标不仅指股东利益的最大化，而是保证公司决策的科学性，从而保证各方面利益相关方的利益最大化。衡量一个治理制度或治理结构的标准应该是如何使公司最有效的运行，如何保证各方面利益相关者的利益得到维护和满足。从本质上来看，狭义与广义的法人治理结构理论都强调公司的权力分配与制衡机制，不同的是仅仅在于两者实现目的所采用的手段与方式。由于先入为主的原因，人们普遍将治理结构与公司治理等同起来，进而认为只有股份制的医院才存在治理问题，形成对公立医院治理的误解。事实上只要存在所有者与经营管理者之间的关系，就存在治理问题。

所谓治理，全球治理委员会关于治理的界定具有代表性和权威性，是指各种公共的或私人的机构和个人管理其共同事务的诸多方式的总和。它是使相互冲突的或不同的利益得以调和并且采取联合行动的持续的过程。既包括强制人们遵守、服从的正式制度和规则，也包括各种人们同意或认为符合其利益的非正式的制度安排。治理的目的是在一个既定的范围内运用权力去引导、控制和规范人的各种活动，在满足各参与行为主体利益的同时，最终实现社会发展和公共利益的最大化[23]。对于国家治理能力，国际上也有较为明确的阐述。世界银行提出现代治理能力包括：①如何选择、监督和替代政府部分职能；②政府有效制定和实施合理政策以及提供公共服务的能力；③公民和国家对制度的遵守，这些制度用于管理公民和国家之间的经济和社会互动[24]。美国学者戴维·奥斯本和特德·盖布勒指出，国家治理能力现代化主要是指以企业家精神改革公共管理部门，形成高效、责任和受监督的新公共管理机构。美国学者珍妮特·登哈特和罗伯特·登哈特认为，国家治理能力现代化就是增强政府的公共服务能力，满足公民的需求[25]。治理可以发生在社会各个层次上，其概念目前越来越广泛的被运用，主要体现在两个层面：第一个是组织层面，主要是关于公司治理的讨论，核心是公司利益相关方对公司管理的参与和监督。第二个是国家层面，即强调政府与公民、国家与社会的合作。国家治理能力现代化的理论和我国提升国家治理能力的战略目标是推动公立医院治理结构和治理机制完善的基础。

法人治理从文义上看，"corporate"一词兼有"公司"和"法人"的含义，"corporate governance"可以译为"公司治理"，也可以译为"法人治理"，既包括企业法人治理，又包括事业单位法人治理。法人治理结构虽多见于公司法人，但其中所包含的财产权、决策权、执行、监督、激励与约束机制等核心问题，实质上是法人制度中普遍存在的问题，对任何一种法人类型均可适用。公立医院作为事业单位法人，也存在委托代理问题，当代理人（医院管理者）要按委托人（政府和公众）的要求行动，而代理人比委托人更了解运营情况（信息不对称）时，就会产生委托—代理问题，代理人有可能按自己的利益行事而忽略委托人的利益。就目前公立医院而言，在给予一定的自主权而缺乏适当的规制时，表现为偏离公立医院的公益性。公立医院也需要通过建立一套既分权又能相互制衡的制度来降低代理成本和代理风险，并建立起对公立医院有效的激励和约束机制，从而影响公立医院提供卫生服务的行为，促进医院管理者为委托人的利益而尽其所能，以确保公立医院公益性目标的实现。

公立医院法人治理，是指为实现公立医院出资者的目的，平衡所有者、经营者以及利益相关者的若干制度安排。在这些制度中，公立医院的法人治理结构是核心。公立医院法人治理结构所要解决的是在公共产权主导下利益相关者的关系协调和利益配置问题，核心是要解决所有者和管理者的委托和代理关系，所有者和管理者的权利配置格局，具体包括政府、公立医院以及公立医院管理者的职责、权利和义务的制度化安排，以及利益相关者的参与机制[26]。从静态上来看，治理表现为一种结构和关系；从动态上看，治理则表现为一个过程和机制。因此，公立医院法人治理的主要内容包括：①组织结构设计。是为了达到治理的目的而设计的组织架构，主要有权力机构、决策机构、执行机构和监督机构等部分组成，规范的法人治理结构包括出资人组织、理事会、监事会和医院经营管理层，在医院管理中相互独立、制衡与协调，从架构上保证医院科学决策、健康有序的发展。②治理机制。有一套有助于直接或间接执行这些关系规则的过程和机制，以形成权责对等，相互制衡的运行机制。

四、公立医院公益性

（一）公益性的概念

近年来，深化医药卫生体制改革相关文件多次强调"公益性"。例如，2009 年《中共中央国务院关于深化医药卫生体制改革的意见》中提出的"从有利于强化公立医院公益性和政府有效监管出发推进公立医院管理体制改革"，"坚持公共医疗卫生的公益性质"；2010 年《关于印发公立医院改革试点指导意见的通知》中"建立以公益性为核心的公立医院绩效考核管理制度"；2012 年《国务院关于印发卫生事业发展"十二五"规划的通知》中"坚持卫生事业的公益性"；2013 年《国务院关于促进健康服务业发展的若干意见》中"企业、个人通过公益性社会团体或者县级以上人民政府及其部门向非营利性医疗机构的捐赠，按照税法及相关税收政策的规定在税前扣除。"坚持公益性已经成为公立医院改革的重要原则之一。学者对公益性的界定可分为四个方面：一是非营利性和满足基本需要；二是公共产品或准公共产品属性；三是公众利益；四是与政府目标的一致性。

1. 非营利性和满足基本需要

根据《中华人民共和国公益事业捐赠法》（1999 年）规定，公益事业是指非营利的：救助灾害、救济贫困、扶助残疾人等困难的社会群体和个人的活动；教育、科学、文化、卫生、体育事业；环境保护、社会公共设施建设；促进社会发展和进步的其他社会公共和福利事业。非营利的卫生事业即为公益事业。吴新华（2007）将社会组织的公益性定义为一定社会组织通过自己有目的的活动，以非营利方式向社会提供某种满足社会和公众基本需要的产品或服务的行为属性[27]。公立医院的公益性，体现在以非营利方式向社会公众提供基本的医疗卫生保健、治疗、预防和医学教育等公共卫生服务，以及向贫困人口提供免费或低收费的基本医疗服务等[28]。以上文件和学者的观点体现了公益性要保证非营利性，以及满足基本需要的特点。

2. 公共产品或准公共产品属性

一些学者认为公益性就是指其具有公共产品或准公共产品的属性。Sean Nicholson（2000）从公共产品属性的角度将医院的公益性定义为个人享有的服务不会减少他人同时享有该服务的绝对价值[29]。邢永富（2001）也从此角度定义教育的公益性，即所提供的产品或服务只能由人们共同占有和享用[30]。曹淑江（2004）认为公益性就是正的外部性[31]。

3. 公众利益

也有不少学者从公众利益的视角定义公益性。Karen Sandrick（2006）从公众的角度将卫生服务的公益性定义为因公众需要而不是市场需要提供治疗或促进健康和康复的计划或活动[32]。于莉莉等（2012）提出公益性是"满足社会或群体中全体成员或大多数成员的需求，实现他们的共同目的，代表他们的共同意志，使其共同受益的一类事务"[33]。林婕等（2010）认为公益性即着眼于所有社会主体共同的整体利益，其最重要的特征是非营利性和共同福利性[34]。

4. 与政府目标的一致性

一些学者从政府目标的角度定义公益性。张明月（2008）提出公立医院的公益性包含一般社会组织公益性、一般社会公共事业机构公益性、一般医疗机构的公益性和非营利医疗机构公益性的全部规定性，实现形式和程度取决于政府责任的实现形式和程度[35]。李玲等（2010）认为公立医院是政府利用公共税收资金出资举办的，是政府行为的组成部分和延伸，其行为必须体现出资人即政府的意志。政府的目标是公益性，并通过举办公立医院把这种目标赋予公立医院[36]。

上述四类对于公益性的界定从本质上并无冲突，但是所包含的内容却存在一定的差异。

（二）公立医院的公益性

近年来对公立医院公益性的探讨日益增多，学者结合医疗服务的目标和特殊性探讨了医院和公立医院公益性的内涵和外延。Sanders（1993）认为医院公益性的含义是医院以追求提高医疗服务的公平可及、节约医疗支出、提高医疗服务质量等为目标[37]。陈英耀（2006）从医疗服务的可及性、适宜性和卫生服务的质量和效率三个递进的方面定义公立医院的公益性[38]。周金玲（2008）从政府的角度提出了公立医院公益性的三个方面，包括：在符合国情的条件下达到社会公平；政府利用经济、政策手段，在全社会范围内提高医疗资源配置效率，解决市场失灵造成的分配不均的问题；政府利用政策手段解决医患之间的信息不对称问题[39]。苗卫军等（2009）认为公立医院公益性的内涵主要是解决医疗服务的公平性、适宜性及可行性问题，保证医疗卫生服务的质量和效率；外延主要体现为减免贫困患者的医疗费用、承担公共卫生以及突发公共卫生事件的紧急救援[40]。李玲等（2010）认为公立医院的公益性是指公立医院的行为和目标与政府意志相一致，进而与社会福利最大化的目标相一致[36]。郑大喜（2010）从医院的社会属性的角度分析公立医院的公益性应表现为卫生服务的质量和效率，产生较好的健康结局[41]。赵云等（2011）提出广义、中义和狭义的公益性，广义公益性指人民群众可以而且能够获得公立医院供给的基本医疗服务；狭义公益性指医疗服务价格合理，使人民群众看得起病；中义公益性指基本医疗卫生服务的可承受性疾病经济负担[42]。叶广锋（2012）等将政府对医院从事公益性活动的制度性要求归纳为制度性公益，而医院自发自主的从事公益性活动定义为主动性公益[43]。雷海潮（2012）提出了将公益性划分为自然公益性和衍生公益性。自然公益性，是指医院具有的有别于其他社会组织和单位的特点，如实行救死扶伤和人道主义精神、提供重大活动卫生安全保障、参与处置应对突发公共事件、培养医学人才以及发展医学科技等；衍生公益性，是指通过政府公共政策使公立医院能长期持久发挥的缓解居民看病就医经济风险程度的公共功能，如扶贫济弱、提供廉价甚至是免费服务等[44]。除此之外，公立医院公益性还表现在学科建设和人才培养等方面[33]。

卫生领域的专家和学者对公立医院公益性的界定更加注重卫生系统目标的实现和卫生服务的特殊性，概括起来包括：卫生服务的可及性、适宜性、质量、效率、社会功能等方面，这些目标的确定要与政府目标和可负担能力相适应。

（三）公立医院公益性的测量

界定公立医院公益性的目的是明确地引导和促进公立医院公益性的行为。公立医院公益性评价指标的研究为实践提供了更为可操作性的工具。为了测量公立医院公益性，多个学者研究了公立医院公益性评价指标体系。郑大喜（2010）提出了公益性指标不仅要包含医疗服务的数量、质量、效率、次均费用和患者满意度5个方面，还要包括公立医院的社会功能[41]。董云萍（2010）构建经济运行指标、医疗服务数量、均次费用、治疗质量指标、政策任务及社会效益指标、慈善服务、社会满意度7个一级指标和18个二级指标[45]。郑瑞呢等（2011）构建了公平性（患者知情度、筹资公平、患者自感公平）、效率（卫生服务数量、卫生服务利用效率、卫生服务质量、卫生费用利用）、社会效益（健康促进、突发公共卫生事件应急、医疗支援救助）三个方面10个二级指标36个三级指标[46]。周敏（2012）构建了医疗服务数量、医疗服务质量、医疗服务效率、均次费用、社会满意度、医疗运行经济效果、公益卫生服务任务完成情况及社会效果、医疗技术水平8个一级指标和20个二级指标的公益性评价指标体系[47]。胡献之等（2012）从患者角度构建了服务质量、服务适宜性、职业道德3个维度和12个指标[48]。于莉莉等（2013）构建了包括医疗服务数量、医疗服务质量、医疗服务效率、次均费用、患者满意度、医院经营状况、公益卫生服务任务完成情况及社会效果、医院文化、医疗技术水平9个一级指标和29个二级指标[49]。对公立医院公益性的测量多数是从医院绩效的层面进行测量，所选取的指标有较大的一致性，但是从患者角度的测量指标显示出一定的差异性，即不同利益性相关者对公益性的理解有所不同。学者考虑较多的是从公立医院本身出发的公益性的测量。

(四) 管理者行为视角的公立医院公益性的界定

本书在对学者们关于公立医院公益性研究的基础上，结合研究的基本理论框架和前期研究成果，从管理行为视角界定公立医院公益性在管理者行为的表现。公立医院管办分开和法人治理结构改革就是期望能够通过建立新的公众、政府和医院之间的制度安排，建立起对公立医院有效的激励和约束机制，从而影响公立医院提供卫生服务的行为，促进医院管理者为委托人的利益而尽其所能，以确保公立医院公益性目标的实现。这一改革措施作用于医院其成功的关键在于医院管理者是否采取积极的行为（这里称其为管理行为）促进公立医院公益性目标的实现。因此，衡量公立医院管理行为的变化是评价公立医院管理体制改革成效的关键环节。公立医院管理行为，是指为实现组织目标，为最有效地选择、配置和监督资源而采取的一系列正式和非正式的管理规则和程序。世界银行专家构建的公立医院管理改革评价概念框架中，将管理组织变革对医院行为的影响归纳为6个方面，包括：筹资（Finance）、营销（Marketing）、人力资源（Human Resources）、购买程序（Procurement）、经营管理战略（Business Management Strategy）、医疗管理战略（Medical Management Strategy）[50]。本书在此框架下，设计调查问卷调查样本地区公立医院管理行为现状。医院行为测量的6个维度从不同方面反映了医院管理者在经营管理中应该关注的内容，实际调查的结果显示，不同的医院管理者对每一个维度的部分指标都有所关注，但对每个维度的一些指标也显示出关注度较缺乏的共性问题，使这6个维度的区分度并不高。考虑到这些原因，本书在纳入模型分析时对指标进行进一步分析和归类，认为可将指标分为两大类：短期管理行为和长期管理行为。短期管理行为主要包含医院收入支出、医院发展目标确定、患者满意度、医疗事故差错发生率等利用率较高的指标；长期管理行为主要包含成本相关指标、社区居民健康需求、效率、效果相关等多数公立医院管理者不熟悉或不常使用的指标。结果显示，治理结构对长期行为的影响要大于对短期行为的影响。提示以市场监督、政府监督、责任清晰为主的治理结构的完善与医院行为的改善，特别是长期行为的改善具有一定的相关性[51]。长期行为指标对于改革期望的公益性的目标密切相关，如关注社区居民健康需要、关注资源的利用效率、关注患者健康结果等方面，而这正是目前管理者所欠缺的。因此，从改革的方向看，引导医院管理者关注长期行为指标，并据此改善管理者行为，对于实现公立医院的公益性具有重要意义。

▌ 五、小结

公立医院管理体制包含两个层面的关系：一是明确政府及相关部门同公立医院之间的权责关系；二是明确医院经营管理层决策、执行和监督的权责关系。

公立医院管理体制改革是一个系统的工程，涉及公立医院在医疗服务体系中应发挥的作用，应占有的市场份额，保证其作用发挥的政府与医院之间责权利的关系，以及保证其责权利明晰的组织结构。本书重点关注为了达到公立医院高效率的公平可及目标的政府与医院以及医院内部治理的责权利关系的制度安排。"政事分开"与"管办分开"是公立医院管理体制改革的重要手段或途径。"政事分开"的本质是明确政府行政职能和事业单位公益服务职能，减少政府对事业单位的微观管理和直接管理。"管办分开"是政府对公立医院监管职能和举办职能的分开，体现责任关系的明确，分开不是目的，而是需要保证公立医院公共产权的基础上实现确保公平可及并具有较好的投入产出效率。而"管办分开"的程度随制度环境的变化而存在差异。公立医院法人治理结构改革是管理体制改革的一个层面，其内涵是实现公立医院出资人的目的，平衡所有者、经营者和利益相关者的制度安排，包括设计组织结构和建立治理机制。

公立医院管理体制改革的主要目标是保障公立医院的公益性。本书对公立医院公益性的分析体现在两个层面：一是管理行为层面，即医院管理者对长期发展指标的关注。二是绩效层面，包括患者受益、投入产出效率和资产投入效率。

参 考 文 献

[1] 李卫平，周海沙，刘能，等. 我国公立医院治理结构研究总报告 [J]. 中国医院管理，2005，25（8）：5-8.

[2] 周子君. 公立医院还是国有医院 [J]. 医院管理论坛，2014，31（10）：3.

[3] 罗力. 我国公立医院逐利的目的、动机、条件和内部激励 [J]. 中国卫生政策研究，2009，2（3）：23-28.

[4] 郝模. 论三项改革联动和公立医院管理体制改革 [J]. 中华医院管理杂志，2002，18（1）：4-11.

[5] 明平勇，苏维. 公立医院管理体制改革探析 [J]. 中国医院管理，2011，31（2）：1-3.

[6] 廖藏宜. 公立医院管理体制改革模式的优化比较——基于 Preker-Harding 模型 [D]. 东北财经大学，2012.

[7] 吴敏. 城市公立非营利性医院管理体制改革的路径分析 [J]. 中国卫生事业管理，2004（11）：646-649.

[8] 郝模. 论三项改革联动和公立医院管理体制改革 [J]. 中华医院管理杂志，2002，18（1）：4-11.

[9] 周子君，冯文，崔涛，等. 国有医院管理体制改革探讨 [J]. 中华医院管理杂志，2003，19（2）：74-77.

[10] 郑大喜. 现行公立医院管理体制存在的问题及其改革方向探讨 [J]. 卫生软科学，2005，19（3）：164-166.

[11] 夏冕，张文斌. "管办分离" 语境下的公立医院管理体制研究 [J]. 中国卫生经济，2010，29（3）：11-13.

[12] 罗永忠. 我国公立医院管理体制改革深度分析与对策研究 [D]. 中南大学，2010.

[13] 杨敬宇. 试论政府职能转变与公立医院管理体制改革 [J]. 中国医院管理，2012，32（6）：1-5.

[14] 马进. 解放思想深化公立医院管理体制改革 [J]. 中国卫生经

济，2008，27（1）：21 – 22.

　　[15] 潘习龙，赵茜倩，张颖．试论新形势下的医院管理体制改革[J]．中国医院管理，2008，28（1）：2 – 4.

　　[16] 刘继同．公立医院管理体制改革目标与管办分离目的及本质[J]．中国医院管理，2008，28（3）：8 – 10.

　　[17] 刘继同．公立医院管办分离的性质、含义、形式与基本类型[J]．中国医院管理，2008，28（4）：14 – 16.

　　[18] 李磊．公立医院"管办分离"管理体制改革初探[J]．中国卫生质量管理，2008，15（6）：90 – 92.

　　[19] 董云萍，夏冕，张文斌．国外公立医院管理体制及公益性制度安排对我国的借鉴意义[J]．医学与社会，2010，23（2）：1 – 3.

　　[20] 林枫，王海荣，吴宝林．集团化 + 法人治理：公立医院管理体制改革的新模式[J]．中国卫生事业管理，2010（9）：584 – 586.

　　[21] 张颖聪，姚岚．论新公共管理理论对我国公立医院管理体制改革的启示[J]．中国医院管理，2011，31（10）：4 – 5.

　　[22] 南开大学公司治理研究中心．公司治理内涵[EB/OL]．http：//www. cg. org. cn/theory/zltx/zltx-gszlnh. asp.

　　[23] 俞可平．治理与善治[M]．社会科学出版社，2000.

　　[24] Daniel Kaufmann，Aart Kraay，Massimo Mastruzzi. The Worldwide Governance [R]．Indicators：Methodology and Analytical Issues，2010.

　　[25] 钟林．西方国家治理能力现代化研究述评[J]．湖北经济学院学报，2016，14（1）：77 – 84.

　　[26] 王霞，郑雪倩．公立医院法人治理结构现状综述[J]．中国医院，2007，11（5）：2 – 4.

　　[27] 吴新华．公益与私权之辨[J]．中华商标．2007（3）：5 – 8.

　　[28] 黄少瑜．从公立医院的公益性看其社会责任[J]．现代医院管理，2011（1）：12 – 14.

　　[29] Sean Nicholson，Mark V. Pauly，Lawton R. Burns，et al.．Measuring Community Benefits Provided By For—profit And Nonprofit Hospitals [J]．Health Affairs，2000，19（6）：168 – 177.

［30］邢永富. 教育公益性原则略论［J］. 北京师范大学学报（人文社会科学版），2001（2）：50－54.

［31］曹淑江. 论教育的经济属性、教育的公益性、学校的非营利性与教育市场化改革［J］. 教育理论与实践. 2004，24（9）：21－24.

［32］Karen Sandrick. Defining & Measuring Community Benefit［J］. Hospitals&Health Networks，2006，80（11）：66－71.

［33］于莉莉，熊季霞. 从利益相关者理论来分析公立医院公益性缺失的原因［J］. 中国医药导报，2012，9（4）：180－181.

［34］林婕，陈昱方，张亮. 机制设计理论在医院公益性保障机制模型中的应用［J］. 医学与社会，2010，23（11）：54－64.

［35］张明月. 对公立医院公益性的认识与思考［J］. 中国卫生经济，2008，27（12）：8－11.

［36］李玲，陈秋霖，张维，等. 公立医院的公益性及其保障措施［J］. 中国卫生政策研究，2010，3（5）：7－11.

［37］Sanders SM. Measuring charitable contributions：Implications for the nonprofit hospital S tax-exempt status［J］. Hospital and Health Services Administration，1993，38（3）：401－418.

［38］陈英耀. 确保公立医疗机构公益性的政策研究［R］. 2006.

［39］周金玲. 公立医院的公益性解析［J］. 卫生经济研究，2008（7）：3－5.

［40］苗卫军，陶红兵. 对公立医院公益性的内涵及外延的分析［J］. 医学与社会，2009，22（4）：28－30.

［41］郑大喜. 公立医院公益性测量与评价体系研究［J］. 2010，17（5）：101－104.

［42］赵云，徐义海，农圣，等. 公立医院公益性本质内涵和实现路径争议的反思及重构［J］. 现代医院管理，2011（3）：7－10.

［43］叶广锋，苗卫军. 二维视角医院公益性概念界定［J］. 中国医疗前沿，2012，7（1）：76，72.

［44］雷海潮. 公立医院公益性的概念与加强策略研究［J］. 中国卫生经济. 2012，31（1）：10－12.

［45］董云萍. 公立医院公益性评价及其运行机制研究［D］. 华中科技大学2010年博士学位论文.

［46］郑瑞呢，周绿林，王森. 公立医院公益性评价体系研究［J］. 中国卫生经济，2011，30（11）：8－10.

［47］周敏. 公立医院公益性评价测量指标体系研究［D］. 南京中医药大学，2012.

［48］胡献之，陈英耀，梁斐，等. 不同地区三级医院患者公益性评价比较及影响因素研究［J］. 中国医院管理，2012，32（10）：19－21.

［49］于莉莉，熊季霞. 公立医院公益性测量指标体系研究［J］. 世界中医药，2013，8（2）：212－214.

［50］Alexander S. Preker，April Harding. Innovations in Health Service Delivery-The Corporatization of Public Hospitals［M］. The World Bank，2003.

［51］韩优莉，梁勇，郭蕊，等. 基于结构方程模型的公立医院治理结构与医院行为关系的研究［J］. 中国医院管理，2013，17（2）：16－18.

第三章

公立医院管理体制改革的
理论基础

公立医院管理体制改革涉及政府与公立医院、政府与社会、公立医院与市场、公立医院与相关利益群体等多个关系的调整与转变。近些年发展起来的新公共管理理论、契约理论、利益相关者理论和非营利组织理论从政府、企业（机构）、社会、第三方多个视角为分析公立医院改革提供了理论基础。卫生领域专家提出的"组织变革—行为—绩效"分析模式为解释和评价公立医院管理体制改革产生的影响提供了基本框架。

一、公立医院管理体制改革的相关理论

（一）新公共管理理论

新公共管理是 20 世纪 80 年代以来西方发达国家面对政府规模扩大、财政压力加剧、社会问题和政府不可治理性问题增多、官僚主义和腐败现象泛滥等问题，改革政府管理模式所呈现出来的由传统的、官僚的、层级制的、缺乏弹性的公共行政，向市场导向的、因应变化的、具有弹性的公共管理转变趋势的统称。欧文・E. 休斯（2003）把这一趋势总结为 13 个方面：政府开发良好的方法确定长期计划和战略管理；专业化的管理；组织必须关注的焦点是结果而不是投入；用绩效和项目预算制度取代原有的线性项目预算和会计制度；人员调配的弹性；组织的弹性；引入竞争；根据公共部门与私营部门签订的明确合同提供公共服务；适当的激励机制；管理者和政府官员之间的互动；管理者与公众之间的直接责任关系；购买者与提供者的分离（包括政府内部的分离）；审视或重新审视政府规划以

确定目标是否实现[1]。新公共管理代表公共部门及公共部门与政府和社会关系的转变。

在新公共管理理论的启示下，公共服务提供的市场化成为很多国家政府部门改革的重要方向。但是，在不同国家新公共管理的实施效果存在差异，与发达国家相比，发展中国家和转型国家在公共服务改革过程中由于法律制度、公共预算、问责机制、司法体制以及相应的财务及审计控制等基础制度尚不完善，"监管俘获"和"政府俘获"现象严重，具体表现为在决定和政策制定上偏向这些受管制者或受保护者的利益[2]。可见，新公共管理的潮流并不普适于所有国家和所有的发展阶段。欧文·E. 休斯也指出新公共管理理论并不是一般性的管理理论，采用何种管理手段必须根据公共部门的具体情况而定。公共部门管理的改革要充分考虑公共部门应承担的职能和具有的特征，以确定与之相适应的管理制度[1]。中国公共服务的提供也面临诸多的问题，在政府治理能力提升和公共服务改革的过程中既要汲取新公共管理理论中积极因素，也要考虑不同公共服务部门的特点。

卫生部门是重要的公共服务部门之一，新公共管理理论的发展为卫生部门政府职能转变以及政府与医院之间责权利关系的明晰提供了理论基础和不同国家发展趋势的借鉴。伴随新公共管理改革的兴起，许多国家进行了公立医院改革。从改革的趋势来看，各国政府没有走将公立医院私有化的道路，而是采取了中间道路。改革都试图使公立医院从原来完全依附于政府的预算组织，转变为政府继续保留所有权，使医院成为具有一定自主权的组织，以提高公立医院的绩效，并履行其公共责任。世界银行专家把公立医院以市场化为基本特征的组织变革方式总结为三种：自主化、法人化和民营化[3]。三种变革均主张降低政府对公立医院的直接控制，使其更多地进入市场或引入更多的市场激励方式。各国公立医院改革主要采取自主化和法人化的方式。自主化和法人化是程度不同的放权改革，不存在孰优孰劣的问题，而是与国情以及卫生部门的特征适不适合的问题。中国政府对公立医院管理体制改革提出了探索政事分开、管办分开的有效形式，建立协调、统一、高效的公立医院管理体制，科学界定公立医院所有者和管理者的责权，探索建立医院法人治理结构，推进公立医院院长职业化、专业化建设。各地改革的实践也在寻找现有制度环境下能够提高公立医院自主权与加强对公立医院监管之间的平衡点。

（二）契约理论

契约理论兴起于 20 世纪 60 年代到 70 年代，主要研究理性的经济主体之间的契约关系。契约理论有三个分支：委托代理理论、交易成本理论和不完全契约理论。三个理论分支互相补充，是解释公司治理的重要理论工具，对公立医院治理机制的完善也有重要的指导意义。

1. 委托代理理论

现代企业所有者和经营者的分离使委托代理关系成为企业中最重要的契约关系。由于委托人和代理人之间的信息不对称和目标不一致，可能产生机会主义行为，如逆向选择问题和道德风险等。委托代理理论是经济学研究委托——代理关系中存在的契约问题及其解决办法的理论，即如何设计出一个契约减少代理成本，使代理人为委托人的利益行动。解决委托代理问题的核心是如何以一定的监督成本来控制代理人的行为，使代理人的行为保证委托人的利益最大化。代理成本的大小与监督难易程度以及委托人与代理人利益的一致程度有关。监督越容易，利益越一致，代理成本就越低，治理效率就越高；相反，则代理成本越高，治理效率越低。委托代理问题进一步转化为激励约束问题，出于信息劣势的委托人要设计一个激励方案来引导具有信息优势的代理人，进行披露信息或采取与委托人利益相一致的行动[4]。

公立医院也存在委托代理问题。公立医院的资产作为全体国民的资产而存在，但全体国民的概念又是一个抽象的界定，全体国民不可能都作为所有者来直接管理和经营资产，而是要通过多层委托——代理的方式来间接加以管理，于是从最初的委托人——全体公民到国家各级政府，政府委托卫生行政部门管理，再经过层层中间环节委托给医院管理人员进行管理，由于公立医院的委托代理链过长，产生了严重的信息不对称问题。源自初始委托人的监督和激励作用在逐级的委托代理链中不断被弱化。

我国公立医院存在多头管理，主体虚置的现象。公立医院的基本建设和固定资产投资决策权由发展改革委负责，经费补助由财政部门负责，院长的任免由党的组织部门负责，医疗执业、技术的准入和监管由卫生部门负责，这种多委托人的结构使国家作为公立医院的所有者职能难以统一，政府部门之间如果缺乏协调，就会影响作为代理人的公立医院院长的激励和约束。多委托人带来的另一问题则是公立医院产权主体的不确定性和随意性导致的内部人控制，政府只是作为医院资产所有者全体公民的代理人，且政府在代表全民举办医院时又存在多头管理的局面，造成国有资产主体虚置，对代理人的行为缺乏有效的激励和约束，从而产生内部人控制的问题。

另外，政府作为委托人原则上对公立医院设定了公益性目标，但是这些目标在公立医院管理中，缺乏具体的测量标准和评估体系。比如，提供普遍服务，保护弱势人群；突发事件和灾后抢救；培养医学人才等，医院在这些目标上的努力，其产出或效益很难予以量化。

多层委托代理关系、多个委托人、产出难以量化等问题使公立医院的委托代理问题更为复杂。公立医院管理体制改革正是试图通过组织结构的变革明确委托人以及委托人和代理人激励约束机制，以相对复杂的管理结构和机制解决公立医院的委托代理问题。在这个改革过程中，明确委托人、代理人目标的可设定性及可考核性以及基于代理人产出的激励机制是要解决的主要问题。然而，委托代理理论的假设前提是代理人信息是完全的，委托人提出的方案是建立在可验证的信息之上的[4]。由于医疗服务需求和供给的不确定性，使形成这一明确激励约束机制的契约成本非常高，这也是公立医院管理体制改革的主要障碍之一。

2. 交易成本理论

奥利弗·威廉姆森最先把新制度经济学定义为交易成本经济学。威廉姆森认为交易成本是利用经济制度的成本，有限理性、机会主义和资产专用性是交易成本产生的主要因素，经济组织将促进交易成本的节约[5]。迈克尔·迪屈奇（1994）认为交易成本包括：调查和信息成本、谈判和决策成本以及制定和实施政策的成本。管理机构的效益与技能和资产利用的独特性有关，当技能和资产利用带有独特性从而不易传授的情况下，在机构内部的活动所产生的收益更高，成本更低[6]。交易成本理论是建立在有限理性假设的基础上的。由于代理人计算能力有限，所面对的是固有的不确定性问题，难以建立起完全的契约。因此，契约要明确决策权的分配，同时也必须制定一系列监督和压力机制，以保证契约双方在事后的相互合作[4]。

医疗服务市场的不确定性、供方技术的不确定性和垄断性、信息的不对称性等特殊性决定了卫生服务市场的交易成本的产生。而管理体制的改革和完善就是从制度层面选择更加有利于降低交易成本、提高资源配置效率的制度安排。也就是说，公立医院组织结构的变化是服务于公益性的目标，而为了保证组织结构变化目标的实现，激励机制和治理保障必须与之同步发展。对于保障公立医院改革目标实现的管理体制改革，"政事分开、管办分开"的分开并不是目的，而且"管"与"办"的完全分离，甚至可能会产生一定程度的对立，增加的交易成本可能部分抵销其带来的收益；因此如何分开，分开到什么程度、以何种形式分开需要考虑交易成本的产生及对效率的影响，以及对公立医院公益性的影响。

3. 不完全契约理论

不完全契约理论是在 20 世纪 80 年代到 90 年代发展起来的，代表性研究是 Grossman、Hart 和 Moore 的三篇文章，又称 GHM 模型。不完全契约模型的基本描述是：考虑存在长期交易关系的两个风险中性的缔约方，由于未来自然状态存在不确定性，因此在缔约时无法签订一个明确规定所有行动和收益的完全合同，为了实现和提高交易的最终收益，双方可能须分别做出一项关系专用性投资，关于该投资的描述由于过于复杂而无法写入最初的合同。在自然状态实现后，不确定性消失，双方通过无成本的谈判实现双方的收益。对于不完全契约理论的研究是在此模型基础上逐渐放开假设[7]。不完全契约模型最初目的是模型化纵向一体化问题，随后也被用于检验制度框架对契约设计的影响。不完全契约理论假设，在没有第三方能在事后对代理人之间相互作用的一些变量的价值进行验证时，对代理人未来行动签订完全契约是不可能的。如何签订一个承诺来约束事后谈判的范围（决策和剩余索取权的分配），以激励双方的事前投资就成为不完全契约理论研究的重点[4]。这也是公立医院管理体制完善所面临的重要问题。

Hart 等在不完全契约理论框架下分析了什么时候政府应该采用内部供给方式提供服务，什么时候应该通过合同等服务外包？供给者可以对改进服务质量或削减成本进行投资，如果合同是不完全的，私人供给者相对政府雇员，有更强的从事质量改进和成本削减的动机，但是，私人缔约者进行成本削减的动机通常过大，会忽视成本削减对不可缔约的质量所产生的负面影响。医疗服务行业创新的收益巨大，但同时成本降低对医疗服务质量的损害也很大，而且医疗服务质量事关重大。对于质量费用昂贵的患者，如果政府支付的费用低于成本，患者将存在得不到医疗服务或得到低质量医疗服务的危险。医院之间的竞争（如让患者选择医院）可以对医疗服务产生一定的影响，但是，由于消费者评价其接受医疗质量的能力有限，通常不能判断医院是否为了节约成本向他们提供低质的医疗服务。因此，私人所有权与竞争相结合在医疗保健领域中的效果可能不如教育行业，政府所有权可能更加适用于卫生行业[7]。如果当事人不能签订有效的完全契约时，组织中的规范（社会日常自觉遵守的规则）就非常重要[4]。

不完全契约理论的假设符合卫生服务市场的现实，由于不确定性的存在，在卫生系统的购买者和提供者之间，医院的委托人和代理人之间很难形成完全契约。对于公立医院来说，剩余控制权的确定以及组织内规范的作用就显得尤为重要。

契约理论的三个分支具有相互补充的作用，为我们研究公立医院管理体制改革提供了重要的分析框架。管理体制改革的重要目的是解决公立医院委托代理问题，而通过制度设计解决代理问题，要分出哪些可通过契约机制解决，哪些难以形成完全契约。在此基础上，明确决策权和剩余控制权、完善监督机制，并注重行业规范的形成，三者缺一不可。

（三）利益相关者理论

弗里德曼（1984）提出"利益相关者是能够影响一个组织目标的实现或者能够被组织实现目标过程影响的人"[8]。克拉克森（1995）认为："利益相关者是指在企业中投入了一些实物资本、人力资本、财务资本或一些有价值的东西，并由此而承担了某些形式的风险；或者说，他们因企业活动而承受风险。"[9]克拉克森的定义引入了专用性投资的概念，使利益相关者的定义更加具体。

传统的一元企业所有观认为企业是为股东的利益而存在的，最终目标是追求股东利益最大化。随着"股东至上"的治理理论出现日益增多的问题，20世纪90年代以后，公司治理的"利益相关者"理论日益受到重视。出现了二元企业所有观，认为企业不仅为股东的利益，而且也是为了更广泛的利益相关者而存在。公司是各种投入的组合，而不仅仅是非人力资本的组合，经营者、员工和债权人等都为公司的运行提供了专用资本（如人力资本等）[10]。同时也承担了公司的经营风险，因此他们作为公司的利益相关者也应当享有剩余控制权和剩余索取权，有权参与公司治理，经营决策也必须考虑他们的利益。利益相关者理论对公司社会责任作了进一步强调，要求公司发展策略更多地考虑社会及更广泛的利益相关者要求[11]。一个有效的公司治理结构必须在满足个人理性约束和激励相容约束的条件下最大化企业的总价值，必须是一个多赢的制度安排[12]。

公立医院作为事业法人单位，是由政府举办、向全民提供基本医疗服务的非营利性医院，从其肩负的社会责任来看，兼具制度责任、体制责任和机制责任，这些责任既包括内部责任也包含外部责任，涉及政府、公众、患者、付费方和内部员工等广泛的利益相关方[13]。相对于公司的社会责任而言，公立医院的社会责任更具有强制性，对经济的发展和社会的稳定起着举足轻重的作用。公立医院是由国家代表全民出资建立的医院，其使命和目标决定其必须主动履行公共责任。而且其资金来源和运作成本依赖于社会财富的二次分配，同时在法律上还享有减免税的待遇，社会责任更显突出。公立医院的利益相关者主要包括：政府、医院及其管理者、医院职工、就医者、社区、供应商、医保机构、债权人、其他医疗服务组织、专家、相关社会组织等。组织利益相关者的多样性意味着责任对象的多样性。相对于其他行业的利益群体，公立医院的利益相关者，其属性和普通企业的员工、顾客、供应商等有显著的区别。总体而言，他们与医院的关系更为密切，其行为将显著影响医院绩效，其利益也将受到医院运行状态更突出的影响[14]。公立医院面对如此多样化的公共责任对象，所涉及的公共责任内容包括公共信息的披露、确保公益性目标的实现、法律法规的遵守、理事会的监督与信托责任、利益冲突的避免和解决以及国有资产保值增效的管理。

（四）非营利组织理论

西方学术界将社会组织划分为政府、企业、非营利组织三个部门，非营利组织主要指由民间举办的，以服务公众为宗旨，不以营利为目的的社会组织，其所得不为个人牟取私利，因此，具有合法的免税资格[15]。我国2000年颁布的《关于城镇医药卫生体制改革的指导意见》提出建立新的医疗机构分类管理制度，将医疗机构分为非营利性和营利性两类进行管理。这里的非营利性医疗机构包含政府举办的医疗机构和其他非营利性医疗机构两类。我们所说的公立医院即为政府举办的非营利性医院。而其他非政府办的非营利性医疗机构，同西方学术界对非营利组织的概念界定是一致的。医疗服务的特殊性决定了在卫生领域非营利性组织的重要作用。保证医疗服务的公益性更需要非营利性组织发挥重要作用，而单靠政府举办公立医院难以满足多样化的需求，政府"办"的弊端会进一步凸显，政府有效动员社会力量举办非营利性机构是解决公立医院目前存在问题的重要补充。因此，公立医院管理体制改革也要考虑如何培育非政府办非营利性医疗机构生存的制度环境。美国学者莱斯特·M·萨拉蒙提出的非营利性组织理论对于我们理解非营利性组织的出现及动员非营利性组织提供公共服务具有重要意义。

萨拉蒙从政府行动工具的视角提出志愿失灵理论和第三方治理理论，以此解释在美国广泛存在的政府与非营利部门之间的伙伴关系。志愿失灵理论是市场（契约）失灵理论和政府失灵理论的基础上提出的。市场/政府失灵理论把志愿部门的存在视为"市场失灵"和"政府失灵"相结合的产物。市场（契约）失灵理论认为，对于购买者和消费者不是同一个人的商品或服务，标准的市场机制难以发挥作用，需要有个代理人，在一定程度上保证购买者所购买的商品或服务符合适当的数量和质量标准，非营利组织可以作为这种代理，因为非营利组织更多从事具有慈善目标的事业，更加值得信任。但是，这一理论难以解释为什么大多数政府对非营利性组织进行管制。由于公共物品需求和供给不足，政府可以通过征税来生产公共物品以克服"市场失灵"。但是政府只生产能够获得大多数选民支持的集体物品的种类和数量，不可避免地会存在未得到满足的需求（未获得社区大多数人的支持）。私人的、志愿的非营利部门的出现正是为了满足对公共物品未得到满足的需求。如果以市场和政府失灵理论来解释非营利部门的存在，就无法解释政府对非营利部门进行支持的现象。因此，萨拉蒙认为，非营利组织并不是政府和市场的替代性满足机制，政府是弥补志愿失灵的有效机制。非营利部门和政府在各自功能上存在优势和不足，互相依赖与合作，第三方治理机制得以形成。在这个体系中，政府与第三方执行者在很大程度上共享对公共资金支出和公共权威运用方面的裁量权。普遍存在的政府支持非营利组织的模式，可以被视为广泛的第三方治理模式的表现[16]。

在我国，政府办的事业单位是政府提供服务的主要机构，民办非营利组织相对滞后，具有慈善性目的的民办非营利性医疗机构还难以起到重要的补充作用。在近些年的改革中，政府职能转变、鼓励社会资本办非营利性机构等政策体现了政府对民办非营利性机构作用的重视。如何更好地发挥事业单位和民办非营利组织的作用，满足居民多样化的需求也成为公立医院管理体制改革需要思考的内容。志愿失灵和第三方治理理论提示关注政府与非营利组织的互补性和合作性，而不仅仅是替代性和竞争性。

（五）"组织—行为—绩效"公立医院组织改革评价框架

世界银行专家 2003 年总结了各国（地区）改革的经验，提出了公立医院管理改革评价的框架"干预的组织变革—公立医院行为反应—影响医院绩效"，并提出了评价的指标体系[3]。医院的行为受到三大外部因素的影响，政府、一般市场环境和支付的方式。公立医院的组织变革即在特定外部制度环境下，通过变革政府治理的机制来影响公立医院的行为，进而改善医院的绩效。公立医院的组织变革从五个维度测量，即决策权、剩余索取权、市场开放度、问责和社会功能。前三个维度是基于扩大自主权、面向市场，增强激励机制的改革，针对的是效率和质量目标；后两个维度是针对放权而设定的制衡机制，针对的是非市场目标。对医院行为影响体现在 6 个方面，包括：筹资、营销、人力资源、购买程序、经营管理战略、医疗管理战略。通过测量管理者在这 6 个方面的关注程度和管理水平反映公立医院的管理行为。

▌二、公立医院管理体制改革理论框架

以上理论研究的观点和最新进展对于我们分析公立医院管理体制改革及其对医院公益性的影响提供了重要的理论支持。我国公立医院的特殊性决定了需要在现有理论基础上形成适合中国卫生事业发展特点的公立医院管理体制。

首先，公立医院承担提供基本医疗服务的社会功能，成为公共卫生服务提供的主体，随着医疗保障体系的完善，居民就医需求得到充分释放，人们对高水平医疗服务的需求快速增加，这对我国公立医院特别是大城市的公立医院公共卫生服务供给能力提出了较大的挑战。在新公共管理运动的影响下，政府职能在逐步转变，多元化的办医格局逐渐形成。一方面，政府要适度放开医疗服务市场以适应日益增长的卫生服务需求，培育良好的市场环境，鼓励社会资本举办非营利性医疗机构，使其成为促进医疗服务提供市场完善和公立医院良性发展的重要补充。另一方面，既要通过公立医院保障基本医疗卫生服务供给，也要加强市场监管以保障卫生服务市场的规范化。目前公立医院管理体制改革试点中的"管办分开"正是政府职能转变以应对公共服务供给挑战的体现，对于明确出资人和强化市场监管具有重要意义。

其次，管理体制改革的具体方式要充分考虑卫生服务市场的特殊性。卫生服务市场的不确定性，信息的不完全和不对称性决定了政府拥有对公立医院所有权的合理性和必要性。对于"管办分开"的改革并非意味着要将"办"的职能完全从政府剥离。

最后，管理体制改革具体方式的选择要考虑改革前后交易成本的变化。交易成本的大小与卫生服务提供市场契约的完全性有关，交易成本的大小也影响对于管理体制改革具体方式的选择。卫生服务的不确定性和质量越难以判定，越难以形成完整的市场契约，"管办分开"的交易成本就越大，交易成本过大，可能抵销改革带来的收益。要考虑将可标准化和可量化的服务更多地由市场提供，将不确定性较强，难以通过契约方式确定的服务由政府举办的医疗机构来承担。具体到对于公立医院的管理层面，构建责权利相对明确的组织架构，在体现利益相关者权益的基础上，明确决策权和剩余控制权、完善监督机制，以及注重行业规范的形成均缺一不可。

公立医院管理体制改革的本质是政府治理结构和治理机制的调整和完善。政府治理结构和治理机制的完善要解决好四方面的关系：一是政府与市场的关系；二是政府各部门之间的关系；三是政府与公立医院的关系；四是政府与社会的关系。政府和市场的关系要逐步明确政府办什么，市场办什么。从医疗服务质量的可标准化和可测量性的角度，逐步把可标准化的服务放开由市场提供，需求和供给缺乏的公共物品、准公共物品和不确定性强的医疗服务由政府举办的医疗机构提供。当然，这两者并没有清晰的界限，而且还可能是动态变化的过程，因此，需要政府引导民办非营利机构进入医疗服务领域，以弥补政府和市场的不足。政府各部门之间的关系需要明确对公立医院办医的出资人代表，即在涉及公立医院管理的各部门之间的委托代理关系，使管和办的责任明晰，增加政府部门工作的可问责性。确立政府和公立医院的关系，就要界定公立医院的社会责任，明确代理人的决策权和剩余控制权，并建立相对完善的监督考核机制。政府与社会的关系则需要建立合理的机制使利益相关者参与到决策过程中，并且引导行业内部行为规范（医疗服务提供）的形成，以及行业外部社会规范（接受医疗服务）的形成。

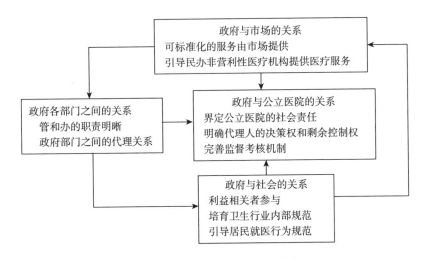

图 3 - 1 公立医院管理体制改革关系

参 考 文 献

［1］欧文·E. 休斯. 公共管理导论（第三版）（公共管理英文版教材系列）［M］. 北京：中国人民大学出版社，2004.

［2］王千华，王军. 公共服务提供机构的改革——中国的任务和英国的经验［M］. 北京：北京大学出版社，2010.

［3］Alexander S. Preker, April Harding. Innovations in Health Service Delivery-The Corporatization of Public Hospitals ［M］. The World Bank，2003.

［4］埃里克·布鲁索，让·米歇尔·格拉尚编. 王秋石，李国民，李胜兰等译. 契约经济学（理论和应用）［M］. 北京：中国人民大学出版社，2011.

［5］奥利弗·E. 威廉姆森著，段毅才，王伟译. 资本主义经济制度［M］. 北京：商务印书馆，2014.

［6］迈克尔·迪屈奇，著王铁生，葛立成译. 交易成本经济学—关于公司的新的经济意义. 北京：经济科学出版社，1999.

［7］费方域，蒋士成编/译. 不完全合同、产权和企业理论［M］. 上海：格致出版社，上海三联书店，上海人民出版社，2011.

［8］R. Edward Freeman. Strategic Management：A stakeholder Approach ［M］. Prentice-Hall. 1984：176 – 179.

［9］Clarkson. A Stakeholder Framework for Analyzing and Evaluating Corporate Social Performance ［J］. The Academy of Management Review. 1995，20（1）：92 – 117.

［10］徐晞. 我国非营利组织治理问题研究［M］. 北京：知识产权出版社，2009.

［11］贾生华，陈宏辉. 利益相关者的界定方法述评［J］. 外国经济与管理，2002，24（5）：13 – 18.

［12］李维安，王世权. 利益相关者治理理论研究脉络及其进展探析［J］. 外国经济与管理，2007，29（4）：10 – 17.

［13］悉松. 公立医院社会责任：生态、体系与治理［J］. 中国卫生

法制，2009，17（3）：22－24.

［14］钟炎军．公立医院利益相关者及其利益诉求研究［D］．华中科技大学，2009.

［15］邓国胜等著．事业单位治理结构与绩效评估［M］．北京：北京大学出版社，2008.

［16］莱斯特·M.萨拉蒙．公共服务中的伙伴－现代福利国家中政府与非营利组织的关系［M］．北京：商务印书馆，2008.

第四章

公立医院管理体制改革
历程及政策变迁

制度变迁的一个重要特征就是"路径依赖"（Path Dependence），路径依赖更倾向于研究政策历史性因素，并以此阐释改革遇到的阻力。因为既往制度的缺陷、弊端和问题，构成了推动制度演变的动力，同时历史也直接成为制度变迁的环境条件。本章结合我国公立医院管理体制改革的历程及政策变迁和影响公立医院的关键激励要素（决策权的配置、剩余索取权的分配、市场进入程度、问责安排、明晰社会功能）进行制度和政策背景的梳理与分析，总结公立医院治理失效的问题和根源。

一、公立医院管理体制改革的背景

新中国成立初期，政府通过把部队医院变为地方医院，在接受旧政府、教会、慈善机构等遗留下来的医疗机构基础上，形成了我国公立医院的雏形[1]。中国当时以苏联社会主义制度模式为蓝本，实行高度集权的计划经济管理体制。医疗卫生领域同样如此，政府将医疗卫生服务性质确定为"社会福利事业"，医疗卫生服务目标是社会平等与健康平等，卫生工作的方针是"面向工农兵，预防为主，团结中西医，卫生工作与群众运动相结合"，明确提出建立城市省、地、县三级公立医院网络和农村县、乡、村三级医疗卫生服务网络[2]。从一系列政府部门颁布的文件和领导讲话中可以看出这一时期公立医院的管理体制特征。1962 年卫生部《关于改进医院工作若干问题的意见》（［1962］卫医贺字 77 号）明确管理体制上"实行党委领导下的院长负责制，严格执行请示报告制度，一切重大问题的决定要经上级党委批准，不得自行其是。"医院各项决策必须要上报党委批准，医院的自主决策权很小。医院院长由政府直接任命，人事权和业务活动权都受到政府的严格管理和控制。政府既是医院的所有者，也是管理者，管办不分。从剩余索取权的配置上来看，1963 年财政部、卫生部《关于加强卫生事业财务管理若干问题的规定》（［1963］财文申字第 174 号）指出"医院由各级卫生、财政部门具体安排预算"，甚至"医院的室内油漆粉刷都由财政、卫生部门审查批准。"[3]在资产处置、分配权方面受到政府的严格管理和控制。预算结余资金必须上缴财政，医院管理者没有处置医院资产的权利。

　　1949—1978 年，我国医疗卫生体系着力构建了覆盖城乡的宏观资源配置体制，建立三级公立医院网络。公立医院在计划经济体制下形成了高度集中的医院管理体制，这种体制在当时社会经济总体水平较低，居民医疗需求不高的情况下，能够解决群众的基本医疗保健问题。但是在这种管理体制下，医院缺乏发挥自主能动性的制度保证，服务效率低，医院发展动力不足。正如 1981 年国务院《批转卫生部关于解决医院赔本问题的报告的通知》（国发［1981］25 号）中指出："从卫生部门来说，曾片面强调医院是社会主义福利事业，以为收费越低，越能体现社会主义制度的优越性；自一九五八年以来，曾三次大幅度降低医疗收费标准，而对降价造成的亏损，国家又没有给予相应的补偿。此外，还由于有的商品提价，医院开支增加，致使医院长期大量赔本，越办越穷。"医院处境十分困难，突出的问题是"房屋破旧，无力维修，不少老医院年久失修，破损更为严重，已无法修理，需要重建；仪器设备陈旧落后，不能更新，连常规设备也不配套；被服家具破烂，卫生状况很差，许多城市大医院都没有住院病人穿的衣服，许多地、县医院医护人员的工作服都保证不了，许多公社卫生院只有一个光板床，被褥都没有，全靠病人自带，卫生条件没有保证；医疗、生活用房十分困难，全国每年需要住院的病人五千万，但医院只能收容二千五百万人次……这种情况对群众疾病的防治和人民健康水平的提高是很不利的……"

　　这一时期，我国公立医院面临的主要问题是：①公立医院管理体制实行党委领导下的院长负责制，从医院决策权的配置和剩余索取权的分配上来看，公立医院类似于准政府部门，在决策权、人事权、业务活动权、资产处理权和分配权等方面都受到严格的控制和管理，公立医院的自主权很低；②医疗卫生服务作为"社会福利事业"的定位，收费标准较低，医疗服务价格难以弥补成本，加上国民经济基础薄弱，政府财力不足，卫生经费紧缺，无法补偿福利性政策造成的亏损，医院长期处于亏损状态；③医疗设备、设施陈旧、房屋简陋失修、医疗技术水平低、医院人员工作积极性不高，医疗服务供给相对短缺，无法适应人民群众日益增长的基本医疗服务需求。

从大环境来看，自1978年改革开放以来，在从计划经济体制向社会主义市场经济体制转变过程中，公立医院逐渐受到市场经济体制条件下来自各方面的冲击，其原有的管理体制已经不能满足社会公众不断增长的医疗卫生需求，公立医院被迫开始改革。

二、公立医院管理体制改革的沿革

从1978年12月18日中共中央召开十一届三中全会开始，我国公立医院管理体制改革作为医药卫生体制改革的重要内容，伴随国家经济体制改革的推进和社会经济环境条件的发展而不断演进[4]，大体经历了五个阶段。

（一）1979—1984年，调整、规范时期

1979年卫生部、财政部、国家劳动总局《关于加强医院经济管理试点工作的意见》（[1979]卫计字597号）的出台启动了公立医院管理体制的改革。文件指出，"在坚持医院是社会主义福利事业的前提下，要运用经济方法管理医院的业务活动和财务收支，以保证医疗、卫生预防、医学教育、科学研究等各项任务的完成。对医院可以实行'五定'，定任务、定床位、定编制、定业务技术指标、定经费补助。"国家对医院的经费补助实行"全额管理、定额补助、结余留用"的制度，即将"包工资"的办法，逐步改为按编制床位实行定额补助的办法。对于增收节支的结余，可以拿出一部分用于集体福利和个人奖励。

1981 年卫生部发布《医院经济管理暂行办法》规定，"医院在定经费补助的基础上（不包括病人欠费基金、大修、大购专款），当年收支相抵确有结余，可以用于发展事业、改善集体福利和个人奖励。"在全国推广经济管理试点工作的经验，开始扭转卫生机构片面强调福利性质，不善于经营核算的局面。医院剩余索取权的配置开始下放，医院收支模式发生变化，医院通过提供医疗服务、药品加成等实现医院发展的运行机制逐渐形成。1982 年卫生部颁发的《全国医院工作条例》要求各医院实行党委领导下的院长负责制，党的领导主要是政治思想领导，院长负责全院行政、业务的领导工作。党委书记和院长都要对党委负责，贯彻执行党委的决议，工作中要互相尊重、互相支持。党委书记要支持院长的工作，尊重院长的意见，使院长有职有责有权。院长要接受党委的领导，重大问题要及时提交党委讨论。1984 年卫生部《关于进一步扩大直属事业单位财务、基建、物资自主权的几项规定》指出："增收节支结余 60% 用于发展卫生事业，40% 用于集体福利和个人奖励。进口二万美元以下单台件设备，均由各单位领导根据本单位的经费情况，自行负责审批申请进口计划。100 万以下小型基建项目的设计和预算的审批权下放。"1984 年卫生部《关于科教方面简政放权的几点意见》指出："在科研和教育管理上扩大自主权，实行宏观控制，微观放活，在抓大事、议本行、管全局上下功夫。"公立医院决策权的配置也开始下放。

从外部市场和政策环境来看，在这个时期，我国的经济体制改革在农村取得了巨大成功，并从以农村经济改革为主，逐步转为全面推进城市经济改革。其间，伴随着党的十一届三中全会的开始，党的十二届三中全会做出《中共中央关于经济体制改革的决定》。党的十二大提出"以计划经济为主，市场调节为辅"的方针，初步明确了社会主义公有制经济不能离开市场的作用。

这一阶段，我国公立医院面临的主要问题有：①医疗卫生事业开始从"社会福利事业"的定位，转向卫生事业的福利性和经济性、生产性相统一[5]；②伴随着"计划为主，市场调节为辅"的方针，公立医院重点加强了经济管理工作；③公立医院决策权的配置和剩余索取权的分配在逐步下放，公立医院开始具备了一定的自主权，如医院增加的收支结余的使用、小型基建项目和设备的采购、内部业务活动等。外部制度环境的变化促使公立医院通过提供医疗服务来保障医院的生存和发展，在此过程中受到相关市场如药品市场等的影响，在缺乏监督的情况下，表现为逐利性。

（二）1985—1991年，初步改革时期

1985年，国务院批转卫生部的《关于卫生改革若干政策问题的报告》（国发［1985］62号）指出："必须进行改革，放宽政策，简政放权，多方集资，开阔发展卫生事业的路子，把卫生工作搞活。卫生工作改革的目的是，调动各方面的积极性。医院的改革要坚持正确的治疗原则，注意合理用药和合理的检查，避免浪费，不能单纯考虑经济问题。""各级卫生机构要积极创造条件实行院、所、站长负责制，院、所、站长由上一级任命，或民主推荐上级批准，并实行任期制。""卫生机构内部要实行适合卫生单位特点的、责权利相结合的、各种形式的管理责任制。"公立医院决策自主权进一步放开，"实行干部聘任制和工人合同制，院、所、站长有权对职工进行奖惩、解聘和辞退；有权根据需要，在定额编制范围内从院外招聘医务工作人员。""国家对医院的补助经费，除大修理和大型设备购置外，实行定额包干，补助经费定额确定后，单位有权自行支配使用。"在放权同时，为了增强医院自主筹资能力，文件还规定"医疗收费标准过低，不利于卫生事业的发展，不利于提高医疗水平和服务质量。因此，对现行不合理的收费制度要逐步进行改革。目前，普遍调整医疗收费标准还有困难，今年先不作大的调整。但对一些应用新仪器、新设备和新开展的医疗诊治服务项目，按成本制订收费标准；对新建、改建、扩建后医疗条件好的医疗单位，其医疗收费可以适当提高；病房可以分等级，实行不同的收费标准。"从而使计划经济体制下，由于医疗服务定价低于成本，难以自行筹资的限制被打破，允许各地根据具体情况调整项目和幅度。在市场进入程度方面，"发展全民所有制的卫生机构，实行中央办、地方办和部门办同时并举的方针。鼓励工交企业和其他部门建立卫生机构，并向社会开放。鼓励和支持集体经济组织、城镇和街道组织举办医疗卫生设施，鼓励民主党派、群众团体办卫生机构，鼓励离退休医务人员集资办卫生机构。支持个体开业行医。"1988年卫生部还出台了《关于部属医院试行承

包责任制的意见》对卫生部在京直属医院实行承包责任制问题提出参照两权分离的原则，以承包合同形式确定国家、医院的责权利关系，使医院做到经费包干、自主管理的经营制度。1989 年国务院批转了卫生部、财政部、人事部、国家物价局、国家税务局《关于扩大医疗卫生服务有关问题的意见》的报告（国发［1989］10 号），医疗卫生事业单位可以与卫生主管部门签订定任务、定编制、定质量和经费包干合同。在确保按合同要求完成任务的前提下，单位可以根据国家有关规定，自行管理、自主经营、自主支配财务收支，并决定本单位集体福利和奖励基金分配形式。在问责机制方面，为了克服承包经营制引起的医院的短期行为和追求经济收益的趋利倾向，卫生部门修改承包经营合同，引入了医疗服务的质量、技术、科研和教育等考核标准，推行适合医院特点的综合目标管理责任制[6]。

从外部市场和政策环境来看，在我国从计划经济体制向社会主义市场经济体制转轨过程中，市场开始发挥对资源配置的调节作用，工业企业及各类服务业开始走上了面向市场、竞争发展的道路，国有企业产权改革也引发了社会的示范效应。

这一阶段我国公立医院面临的主要问题是：①受经济体制改革的影响和带动，在公立医院改革的政策层面上，进一步支持简政放权的微观激励机制，政府对医院的补偿模式发生了重大变化，即"给政策不给钱"，通过收费弥补财政补偿的不足；②我国公立医院管理体制从党委领导下的院长负责制向院长负责制过渡，公立医院决策权的配置和剩余索取权的分配得到进一步下放，各地开始在医院中试行和推动干部聘任制、工人合同制、承包经营制、综合目标管理制，扩大医院的人事、财务和经营管理的自主权，以期同经济领域改革一样，通过放权来激发管理者的积极性、提高管理水平，调动医务人员的积极性，工作效率、服务态度和质量；③对于卫生事业的性质，从"社会福利事业"转到"有公益性的社会福利事业"，作为公益事业，应当是"谁受益，谁出钱"，从而改变了医疗卫生事业的发展全部由国家包下来的做法，提倡国家、集体、个人和各社会团体多方筹资办医疗卫生事业。医疗行业由单一的办医形式，转变到多种办医模式并存、共同发展的局面，公立医院也在市场进入程度方面初步适度放开，并且在加强问责方面开展了初步的探索。

（三）1992—1999 年，市场主导、效率优先的改革阶段

围绕计划和市场的激烈交锋，1992 年邓小平发表南方讲话，党的十四大确定我国经济体制改革的目标模式是建立社会主义市场经济体制。1992年卫生部下发《关于深化卫生改革的几点意见》，文件提出改革卫生管理体制"各级政府加强对卫生工作的统一管理和宏观调控，提高卫生行政部门的综合协调能力和管理水平。按照精简、统一、高效的原则，逐步改变条块分割、政出多门的状况，对机构重叠、业务交叉的有关部门应进行调整。地方卫生行政机构的设置在保证实现卫生规划任务的前提下，由地方政府决定，不强求上下对口。"拓宽卫生筹资渠道，"鼓励采取部门和企业投资、单位自筹、个人集资、银行贷款、社团捐赠、建立基金等多种形式，多渠道筹集社会资金。"转换运行机制，"进一步扩大医疗卫生单位的自主权，使单位真正拥有劳动人事安排权、业务建设决策权、经营开发管理权和工资奖金分配权。"提出加强经营开发，增强卫生经济实力，积极兴办医疗卫生延伸服务的工副业或其他产业，以工助医，"以副补主"。新办工副业争取按国发［1989］10 号文件精神，继续免征所得税。允许实行一院两制和一院多制的运营模式和分配模式，允许试办股份制医疗机构。为满足社会不同层次的医疗保健需求，在确保提供基本服务的前提下开展特殊服务，如专家门诊、特约会诊、高档病房等服务项目，收费可随需求浮动。鼓励科研单位、科技人员开展技术咨询、技术服务、技术开发、技术转让活动。对研制、开发、推广高新技术有显著成效的单位和个人要给予重奖。通过放权并给予各种政策优惠，鼓励医疗机构进行主动拓宽筹资渠道的积极性，转换运行机制，通过经营开发能力提升促进非医疗服务收入的快速增长。在问责方面，政策着墨不多，只在两处提及监督，"通过规划、协调、监督、服务等方式，实施卫生全行业宏观管理。大力加强精神文明建设，建立并完善各种约束机制及监督体。"政策实施调动了医疗机构和医务人员积极性，大大提高了医疗机构的微观效率。但是由于监督和问责机制的缺位，出现了不合理用药、乱收费、索要"红包"和药品回扣等现象，医患关系日益紧张，医药费用快速上涨。比如，1978 年全国公费医疗与劳保医疗费用支出总额为 27 亿元，到 1994 年则上升为 558 亿元，

16 年增长 20.7 倍，平均每年增长 20.8%，远远超过国民经济发展和财政收入的增长速度，国家与企业日益难以承受，医药费贵转而成为重大的社会问题[5]。公立医院这一阶段改革导致的后果直接促成了 1998 年《国务院关于建立城镇职工基本医疗保险制度的决定》（国发［1998］44 号）文件的出台，我国医疗保障制度开始建立。

1997 年《中共中央、国务院关于卫生改革与发展的决定》（中发［1997］3 号）明确提出我国卫生事业是政府实行一定福利政策的社会公益事业。在公立医院管理体制改革方面提出"要改革卫生机构运行机制。卫生机构要通过改革和严格管理，建立起有责任、有激励、有约束、有竞争、有活力的运行机制。卫生机构实行并完善院（所、站）长负责制。进一步扩大卫生机构的经营管理自主权。继续深化人事制度与分配制度改革，打破平均主义，调动广大卫生人员的积极性。"在问责安排方面，提出"在保证完成基本卫生服务任务的前提下，医疗机构可开展与业务相关的服务，预防保健机构可以适当开展有偿服务。以适应不同层次的社会需求，同时要加强监督管理。完善内部监察和社会监督制度，坚决纠正行业不正之风。"在社会功能明晰方面，文件提出改革原则是"把社会效益放在首位。防止片面追求经济收益而忽视社会效益的倾向。""各级政府对公共卫生和预防保健工作要全面负责，医疗机构也要密切结合自身业务积极开展预防保健工作。"试图完善之前政策带来的过度重视经济运行指标和服务数量，忽视服务质量和社会效益；只顾短期机构和个人发展而忽略长期健康公平和预防保健的问题。但由于既有政策的巨大惯性，原则性、指导性的政策建议在实际执行时并没有得到很好的贯彻。

从社会环境来看，党的十四大确立了建设社会主义市场经济是我国经济体制改革的目标，此后中国的市场化改革向纵深方向发展。经济转型和改革开放的步伐、力度不断加大。市场取向成为转型的基本导向，改革的主线是确立了建设社会主义市场经济体制的基本框架，核心是如何发挥市场在资源配置中的基础性作用。党的十四届三中全会做出《中共中央关于建立社会主义市场经济体制若干问题的决议》，明确国有企业改革的方向是建立现代企业制度，即产权清晰、权责明确、政企分开、管理科学。1994 年，财政税收体制、金融体制改革迈出重大步伐，分税制改革明确了中央政府和地方政府的财政职责和权力。

这一阶段我国公立医院面临的主要问题是：①公立医院改革表现为一种跟随经济转轨的"被动适应"过程，特别是相当一个阶段模仿国有企业改革的痕迹浓厚；②公立医院管理体制改革的总体方向是市场取向，改革更多地强调医院经济发展目标，而忽视了公立医院的社会责任；③公立医院的决策权和剩余索取权进一步扩大，允许公立医院试办股份制医疗机构，允许以资金入股、技术入股兴办合作项目。公立医院的市场进入程度方面进一步放开。但在问责安排和社会功能明晰方面还是主要体现在指导原则上，缺乏具体实施和落地的政策安排。

（四）2000—2008 年，强调公平与社会责任的深度探索及配套改革时期

政府加大医疗保障制度建设力度，基本医疗保障制度取得突破性进展，建立医疗保障费用分担机制。2000 年 2 月，国务院办公厅转发国务院体改办等八部门《关于城镇医药卫生体制改革的指导意见》，提出在建立城镇职工基本医疗保险制度的同时，进行城镇医药卫生体制改革。"卫生行政部门要转变职能，政事分开，打破医疗机构的行政隶属关系和所有制界限。"提出将医疗机构分为非营利性和营利性两类进行管理。国家根据医疗机构的性质、社会功能及其承担的任务，制定并实施不同的财税、价格政策。文件还对转变公立医疗机构运行机制进一步提出要求，"扩大公立医疗机构的运营自主权，实行公立医疗机构的自主管理，建立健全内部激励机制与约束机制。根据任职标准，采用公开竞争、择优聘任为主的多种形式任用医院院长，实行院长任期目标责任制。"相关部门联合出台了医疗机构分类管理、卫生事业补助政策、税收政策、药品和医疗服务价格改革、药品集中招标采购和病人选医生等 9 个配套文件。

2000 年 4 月中央组织部、人事部、卫生部《关于深化卫生事业单位人事制度改革的实施意见》（人发〔2000〕31 号）提出："要建立和完善任期目标责任制，明确院（站、所）长的责、权、利。实行产权制度改革的试点单位，经批准可探索试行理事会（董事会）决策制、监事会监管制等新型管理制度。加强对任期目标完成情况的考核，并将考核结果与任用、

奖惩挂钩。实行聘用制,打破行政职务、专业技术职务终身制,实行由身份管理向岗位管理的转变。卫生事业单位工资分配制度的改革要按照按劳分配和生产要素参与分配的原则,结合卫生工作知识密集、脑力与体力结合、高风险等特点,在逐步推进管理体制改革的条件下,进一步搞活内部分配,扩大各事业单位的分配自主权,根据按岗定酬、按任务定酬、按业绩定酬的精神,建立起自主灵活的分配激励机制。"决策权呈现逐步下放的趋势。

2000 年 7 月卫生部等四部门发布《关于城镇医疗机构分类管理的实施意见》(卫医发〔2000〕233 号)中提出,改革公立非营利性医疗机构管理体制,"按照转变职能、政事分开的要求,在实施医疗机构分类管理过程中,积极探索建立权责明晰、富有生机的医疗机构组织管理体制,如实行医院管理委员会、理事会、董事会等管理形式,使其真正成为自主管理的法人实体。"公立医院管理体制改革进一步引起政府的重视。2001 年无锡市政府提出经营托管制,进一步扩大公立医院的自主权;2002 年上海推进投融资体制改革,组建了卫生国有资产经营和投资机构,承担政府办医中的非营利性固定资产投资职能和管理公立医疗机构职能,实现管办分离;北京市海淀区设立了类似于国有资产管理委员会的政府特设机构,代表政府管理公立医疗机构等公益性和准公益性事业单位,实行人、财、物的统一管理,实现"政事分开""管办分开"。文件还进一步明确了公立医院的社会功能,文件指出非营利机构医疗机构在我国医疗服务体系中占主体和主导地位,"政府举办的非营利性医疗机构不得投资与其他组织合资合作设立非独立法人资格的营利性的'科室''病区''项目'。已投资与其他组织合资合作举办营利性的'科室''病区''项目'的,应停办或经卫生行政和财政等部门批准转为独立法人单位。"

从外部市场和政策环境来看,在这个时期,中国的经济转型和改革开放向纵深阶段发展,更加注重制度建设和体制创新,在许多重大的理论观点、方针政策和体制架构方面出现许多创新,社会主义市场经济体制改革逐步完善。2002 年党的十六大成为中国经济转型和改革的重要节点。2003年的十六届三中全会通过的《中共中央关于完善社会主义市场经济体制若干问题的决定》指出必须坚持社会主义市场经济的改革方向。国企改革一直是我国整个经济体制改革的中心环节，这一阶段的改革有两个亮点：一是自上而下建立国有资产监督管理机构；二是国有企业股份制改革加快推进。2005年10月中共十六届五中全会召开，通过了《中共中央关于制定国民经济和社会发展第十一个五年规划的建议》明确提出推进社会主义和谐社会建设。延续了50多年的国民经济和社会发展"计划"首次变成了"规划"，表明中国正在改变"政府主导型"的经济体制模式，逐步形成新的制度框架。党的十七大提出科学发展观，更加注重发挥市场对资源配置的基础性作用，注重对经济社会发展的宏观性、战略性和长远性，注重公共政策的制定、建设服务型政府，追求公平的增长、均衡的增长和可持续的增长。

这一阶段我国公立医院面临的主要问题是：①卫生事业的定位从"有公益性的福利事业"变为"政府实行一定福利政策的社会公益事业"；②围绕公立医院自身的改革，包括扩大医疗卫生单位经营自主权、建立竞争激励机制、加强医疗机构经济管理、调整医疗机构收入结构等，开始提出"政事分开""管办分开""建立公立医院出资人和法人治理结构"等改革思路，从根本上明确了医疗机构深层次体制性改革的思路；③公立医院由于没有找到自己在社会主义市场经济条件下的微观制度基础，在经济利益与社会效益、政府作用与市场机制之间，难以找到平衡点，因此只能继续实行各种形式的承包责任制和综合目标责任制[5]，以解决现实问题为直接目标，缺乏清晰的总体目标和目标模式，也缺乏体现自身行业特点的组织与制度创新。

（五）2009年至今，强化政府责任和公益性的改革时期

第五个阶段即2009年4月至今，新医改推进实施阶段。2009年初，国务院成立了16个部门参加的深化医药卫生体制改革领导小组，随后新意见、指导意见和近期重点实施方案相继发布。2009年中共中央、国务院发布《关于深化医药卫生体制改革的意见》，提出"坚持公共医疗卫生的公益性质，建设覆盖城乡居民的基本医疗卫生制度"，"强化政府在基本医疗卫生制度中的责任，加强政府在制度、规划、筹资、服务、监管等方面的职责，维护公共医疗卫生的公益性，促进公平公正。同时，注重发挥市场

机制作用，动员社会力量参与，促进有序竞争机制的形成，提高医疗卫生运行效率、服务水平和质量，满足人民群众多层次、多样化的医疗卫生需求。"在体制机制方面，提出"实行政事分开、管办分开、医药分开、营利性和非营利性分开，要建立协调统一的医药卫生管理体制，实施属地化和全行业管理"，"建立规范的公立医院运行机制，公立医院要遵循公益性质和社会效益原则，完善公立医院法人治理结构，形成决策、执行、监督相互制衡，有责任、有激励、有约束、有竞争、有活力的机制"。进一步明确了政府在基本医疗服务中的责任和公立医院的公益性特质。在问责和监管方面明确了监管体系的具体建设要求，提出"建立严格有效的医药卫生监管体制。建立严格有效的医药卫生监管体制。加强医疗卫生机构的准入和运行监管。完善医疗保障监管。加强药品监管。建立信息公开、社会多方参与的监管制度。鼓励行业协会等社会组织和个人对政府部门、医药机构和相关体系的运行绩效进行独立评价和监督。加强行业自律。"

这一时期，事业单位的分类改革也提上议事日程，《中共中央国务院关于分类推进事业单位改革的指导意见》（中发〔2011〕5号）根据职责任务、服务对象和资源配置方式等情况将从事公益服务的事业单位细分为两类：公共卫生及基层的基本医疗服务等基本公益服务，不能或不宜由市场配置资源的，划入公益一类；承担非营利医疗等公益服务，可部分由市场配置资源的，划入公益二类。对公益一类，根据正常业务需要，财政给予经费保障；对公益二类，根据财务收支状况，财政给予经费补助，并通过政府购买服务等方式予以支持。提出"改革管理体制，实行政事分开，理顺政府与事业单位的关系。减少行政主管部门对事业单位的微观管理和直接管理，强化制定政策法规、行业规划、标准规范和监督指导等职责，进一步落实事业单位法人自主权。面向社会提供公益服务的事业单位，探索建立理事会、董事会、管委会等多种形式的治理结构，健全决策、执行和监督机制，提高运行效率，确保公益目标实现。不宜建立法人治理结构的事业单位，要继续完善现行管理模式。"

《医药卫生体制改革近期重点实施方案（2009—2011年）》《关于公立医院改革试点指导意见》中明确了九项改革任务：完善公立医院服务体系、改革管理体制、改革法人治理机制、改革内部运行机制、改革补偿机制、加强内部管理、改革监管机制、建立住院医师规范化培训制度和加快推进多元化办医格局。《2011年公立医院改革试点工作安排》（国办发[2011]10号）出台，提出推动试点城市在"管办分开、政事分开、医药分开、营利性和非营利性分开"等重大体制机制综合改革方面积极探索。

用相对复杂的法人治理结构代替原有的院长任期责任制体现了决策层认识上的深化，改革的政策取向顺应了社会形势发展，它强调通过建立新的公众、政府和医院之间的制度安排，建立起对公立医院有效的激励和约束机制，从而影响公立医院提供卫生服务的行为，真正实现公立医院的公益性目标。随着全国范围内公立医院改革国家联系试点城市的确定，针对公立医院管理体制改革，北京、上海、广东深圳、江苏镇江、山东潍坊、云南昆明等先后进行了一系列积极的探索。一是实行"管办分开"、改革管理体制。鞍山、潍坊、七台河、芜湖、鄂州、株洲、遵义等市设立市政府管理的公立医院管理机构。北京市、洛阳市成立了卫生行政部门管理的公立医院管理机构。镇江市直接委托卫生行政部门履行出资人职责。上海、马鞍山、昆明市在卫生行政部门之外设立公立医院管理机构。二是实行"政事分开"、改革治理机制。潍坊、深圳采取签订委托管理合同或综合目标管理责任书的形式。北京、潍坊、深圳构建以公益性为导向的绩效考核体系或院长考评体系。北京、镇江、深圳建立以理事会为核心法人治理结构。将放权、选能与问责更好地结合起来，增强了公立医院的生机活力，发挥了医院院长的才智，又保障公立医院切实履行政府赋予的各种公益性功能。

从外部市场和政策环境来看，在这个时期，更加注重加强制度创新和体制机制建设，党的十八届三中全会审议通过了《中共中央关于全面深化改革若干重大问题的决定》，提出改革的总目标是推进国家治理体系和治理能力现代化，目的是促进社会公平正义，增进人民福祉，提出11个领域的体制改革，其中包括医药卫生体制改革领域。改革更加注重系统性、整体性和协同性，追求形成系统完备、科学规范、运行有效的制度体系。

这一阶段我国公立医院面临的主要问题是：①公立医院的社会功能逐步明晰，医疗资源布局结构开始调整优化，以构建城乡结合、上下结合、急慢分治和防治结合的医疗服务体系，形成基层首诊、双向转诊、分级诊疗、上下联动、急慢分治和防治结合的就医格局为目标，对政府、公立医院与公立医院管理者的权责边界进行了规范的、具有中国特色的系统化制度设计，公立医院发展与经济社会发展、人民群众需求、城镇化发展的一致性、协调性在增强；②政府加强了对公立医院的问责以及对社会功能的考核，部分地区通过签订委托管理合同或综合目标管理责任书，构建以公益性为导向的绩效考核体系或院长考评体系，既不削弱管理者的积极性，同时增加监督、考核和问责机制，试图在放权和收权之间建立起一种高水平的制衡机制。

表 4 - 1　2009 年以来公立医院管理体制改革相关政策

政策名称	颁布部门	施行时间
中共中央国务院关于深化医药卫生体制改革的意见	中共中央国务院	2009 年 3 月 17 日
医药卫生体制改革近期重点实施方案（2009—2011 年）	中共中央国务院	2009 年 3 月 18 日
关于完善政府卫生投入政策的意见	财政部、国家发展改革委、民政部、人力资源社会保障部、卫生部	2009 年 7 月 1 日
关于印发改革药品和医疗服务价格形成机制的意见的通知	国家发展改革委、卫生部、人力资源社会保障部	2009 年 11 月 9 日
关于公立医院改革试点的指导意见	卫生部、中央编办、国家发展改革委、财政部和人力资源社会保障部	2010 年 2 月 21 日
2011 年公立医院改革试点工作安排	中共中央国务院	2011 年 2 月 28 日
关于分类推进事业单位改革的指导意见	中共中央国务院	2011 年 3 月 23 日
关于印发分类推进事业单位改革配套文件的通知	国务院办公厅	2011 年 7 月 24 日
"十二五"期间深化医药卫生体制改革规划暨实施方案	中共中央国务院	2012 年 3 月 14 日
北京市公立医院改革试点方案	中共北京市委办公厅、北京市人民政府办公厅	2012 年 5 月 16 日
北京市人民政府关于继续深化医药卫生体制改革的若干意见	北京市人民政府办公厅	2015 年 3 月 23 日
国务院办公厅关于城市公立医院综合改革试点的指导意见	中共中央国务院	2015 年 5 月 6 日

（六）主要特征

归纳起来，公立医院管理体制改革的历程具有以下几个突出的特征：

一是宏观经济体制改革是包括公立医院改革在内的医药卫生体制改革的原动力，每一次重要的经济体制改革节点也几乎都是公立医院改革新思路的节点，改革路径呈现出"政府主导—市场主导—政府主导"之间来回摇摆的钟摆模式，始终在寻找政府管制与市场机制、放权与收权、医院个体效益与社会整体效益之间的平衡点。

二是在钟摆式改革路径中，对医药卫生体制改革的认识和思路逐步成熟完善，从单纯的倡导医院内部管理优化，到医药、医疗、医保三医联动，改革的广度和深度不断拓展。从早期对公立医院决策权、剩余索取权和市场可进入程度的逐步放权，到逐步明晰公立医院的社会功能，加强对公立医院的监督、考核和问责，对公立医院管理体制进行了规范的、具有中国特色的系统化制度设计，公立医院发展与经济社会发展、人民群众需求、城镇化发展的一致性、协调性在增强。

三是理论框架仍缺乏清晰和完善，总体上公立医院改革表现为一种跟随经济转轨的"被动适应"过程，早期政策抉择时确立的制度或政策，会通过不同的政策进程得到补充和强化，这些进程包括个人的认知信仰和合法性，以及持续进行的资源投入与政策联盟。因此，将政策"锁定"在了一个特定的路径上，特别是相当一个阶段模仿国有企业改革的痕迹浓厚，尚未形成独立的理论支撑体系。

四是公立医院改革的政策呈现出一种典型的"父爱式政府创新"① 特点[7]。除了20世纪80年代中期和90年代初期，公立医院的体制变革是在中央政府有关部门的积极推动和指导下实施的。进入90年代中期，公立医院体制改革基本上是由地方政府和有关部门的积极推进的，呈现自下而上

---

① "父爱式政府创新"，是指党政主要官员出于某种执政责任感（利他主义动机）或政绩冲动而主动进行制度改革和政策调整的过程，这种制度改革和政策调整过程一般不涉及对普通民众的强制措施，并且在其实际推行中也取得了改善民众福祉的政策效果。闫健."父爱式政府创新"：现象、特征与本质——以岚皋县"新农合镇办卫生院住院起付线外全报销制度"为例 [J].公共管理学报，2014，11（3）：1-9.

的自发开展状态。但是在相关制度设计、利益奖惩机制和外部监督缺失的情况下，创新政策的推行极有可能因政治体系内部监管体系的无效而大打折扣，甚至背离最初的政策目标。从而，那些主要由"政绩动机"和"利他主义动机"驱动的"父爱式政府创新"可能因缺乏解决社会问题的针对性而造成卫生资源浪费和公众预期落差，进一步侵蚀制度的合法性。

三、我国公立医院治理失效分析

（一）公立医院管办分开和法人治理改革的提出

继1999年9月召开的党的十五届四中全会审议通过的《中共中央关于国有企业改革和发展若干重大问题的决定》指出："推进政企分开，政府对国家出资兴办和拥有股份的企业，通过出资人代表行使所有者职能，按出资额享有资产受益、重大决策和选择经营管理者等权利，不干预企业日常经营活动。逐步建立国有资产管理、监督、营运体系和机制。对国有大中型企业实行规范的公司制改革。公司制是现代企业制度的一种有效组织形式，公司法人治理结构是公司制的核心。要明确股东会、董事会、监事会和经理层的职责，形成各负其责、协调运转、有效制衡的公司法人治理结构。所有者对企业拥有最终控制权。"之后，2000年4月中央组织部、人事部、卫生部《关于深化卫生事业单位人事制度改革的实施意见》提出："实行产权制度改革的试点单位，经批准可探索试行理事会（董事会）决策制、监事会监管制等新型管理制度。"2000年7月卫生部等四部门发布《关于城镇医疗机构分类管理的实施意见》中提出改革公立非营利性医疗机构管理体制，"按照转变职能、政事分开的要求，在实施医疗机构分类管理过程中，积极探索建立权责明晰、富有生机的医疗机构组织管理体制，如实行医院管理委员会、理事会、董事会等管理形式，使其真正成为自主管理的法人实体。"公立医院管理体制改革进一步引起政府的重视。在2001年7月，国务院在青岛召开"三项改革"工作会议上提出：医疗机构应该是独立法人，原主办单位应以出资人的身份与之建立规范的产权关系；医疗机构作为独立事业法人，必须建立和完善法人治理结构。指明了在社会主义市场经济体制下政府与公立医疗机构的关系应该以财产关系为核心，明确公立医疗机构应该如何办、如何管的方向和模式[5]。2004年国家发展改革委在《关于推进2004年经济体制改革意见》中指出："继续深化公立医院产权制度、管理制度改革，探索建立出资人制度和规范的法人治理结构。"同年，国家卫生部在同年卫生系统工作重点中指出："积极探索医疗行业国有资产管理的多种有效形式，研究推进公立医院建立出资人制度和法人治理结构的改革试点。"陈竺在2009年全国卫生工作会议中指出："界定公立医院所有者和管理者的责权，探索建立以医院管理委员会为核心的公立医院法人治理结构"。2009年，新医改方案要求"落实公立医院独立法人地位"，"界定公立医院所有者和管理者的责权，完善医院法人治理结构"。这些相关文件都明确提出了公立医院管理体制改革，以及建立和完善公立医院独立法人地位的理念。

（二）我国公立医院管办分开和法人治理的现状及存在问题

公立医院管理体制改革既与政府行政管理体制改革又与医院法人治理运行机制的改革相关。从这两个层次来看，目前我国公立医院管办分开和法人治理失效的问题可概括为五个方面：

第一，从宏观政府行政管理体制来看，协调、统一、高效的办医体制尚未形成。与医疗相关的部委有十余个，部门过度分权使管理公立医院的主体分散。2009年北京市发展和改革委员会参照奥运办的有效模式，牵头成立医改办，是在全国最早成立的全面协调医改的临时性办事单位。2012年5月北京市公立医院改革试点方案出台前，医改办主任办公会上需要协调北京财政局、人保局、卫生局、编办等19个成员单位达成一致。在这种卫生行政管理体系下，明确政府及相关部门的管理权力和职责，构建决策、执行、监督相互分工、相互制衡的权利运行架构，并且筹资、支付、组织、监管等机能能够协同配合较为困难。

第二，政府作为出资人的举办监管职责和公立医院作为事业单位的自主运营管理权限之间的关系仍待调整。一是所有者治理缺乏。较多的研究均分析了这一点，目前我国公立医院缺乏明确、有操作性的所有权安排，从最初的委托人（全体人民）到最终代理人即医院管理者，委托代理链过于冗长，难以真正实现所有者治理[8]。二是公立医院和政府的法律关系不明确[9]。依据我国法律规定，公立医院作为事业单位法人，从法人类别上看，其应属于公法人，即其运营经费来自于财政，其收入也归属于财政，同时，政府对公立医院的债务承担无限责任。但是，随着政府对医院的投入机制逐步从"统收统支""差额补助"演变到"核定收支、定额或者定项补助、超支不补、结余留用"，实质上是资产所有者让渡经营自主权和剩余索取权，使公立医院处于公法人和私法人的中间状态。三是政府作为所有者处于缺位状态，"内部人"控制现象时有发生，监管职责难以发挥。

第三，公立医院内部权力机构设置及其运行模式不能形成有效的约束和激励机制。首先，决策机制相对封闭和短期导向，院长及院务会成员多为医疗专家，思维模式趋同。公立医院院长主要通过行政任命的方式，任职时间有限，决策时更关注任职期间的短期业绩，忽视长期发展，对公立医院应该承担的健康公平的制度安排关注度不够。其次，有效监督机制的缺乏，目前监督主体主要有三个：一是党组监督，但党组织负责人与院长往往因考虑问题的角度和利益关系基本一致，而很难充分发挥监督作用；二是职代会的民主监督，在关乎职工利益的有关问题上能够部分发挥积极的监督制衡作用，但对管理层日常决策和重大决定，难以深入参与并发挥监督作用；三是政府主管部门监督，由于政府"运动员"和"裁判员"的双重身份，加上主管部门与医院的关系较为密切而失灵[10]。使对公立医院的监管中仍存在部分职责的"错位"和"缺位"，公立医院的逐利行为缺乏有效的制衡与规制。

第四，缺乏利益相关者参与公立医院治理的有效形式。公立医院作为事业法人单位，是由政府举办、向全民提供基本医疗服务的非营利医院，从其肩负的社会责任来看，兼具制度责任、体制责任和机制责任，这些责任既包括内部责任也包含外部责任，涉及政府、公众、患者、付费方和内部员工等广泛的利益相关者[11]。但是现阶段公立医院作为众多利益相关者的集合体，重要利益相关者却鲜有参与到治理架构中的制度安排。外部利益相关者，如有关部门、团体代表、专家、医院所在地服务人群代表等没有参与医院治理的入口和平台，医院内部职工在参与治理过程中发挥作用亦不充分。所以，利益相关者对医院的治理约束非常薄弱。

第五，外部治理环境尚不完善。公立医院治理结构变革是一项多维度的改革，需要对很多关键要素进行协调一致的变革，而不仅仅是成立一个理事会或把医院置于公司法的管制中，仅仅鼓励在医院层面引进改革常常会造成整体政策框架缺乏一致性，并对卫生系统的其他部门产生不利影响[12]。是否存在外部治理机制，或者外部治理机制在多大程度上能发挥作用，往往决定了医院内部治理的有效性和有效程度。一方面公立医院的特殊性和卫生服务市场的信息不对称大大增加了政府监管的难度；另一方面由于供需双方的"知识差距"，使公众缺少必要的信息支持，造成对公立医院的社会监督也处于缺位状态，外部监督和问责机制缺乏，治理缺乏基本的信息基础。

综上所述，目前我国公立医院管办分开和法人治理失效的问题既有宏观层面的深层次原因，也有中观和微观层面的直接原因，如何破障前行，让公立医院重回公益性，北京市进行了有益的先行探索，课题组也对北京市公立医院管理体制改革和公立医院法人治理改革进行了追踪调查，力图从实证角度探索改革对公立医院管理者的行为及公立医院的公益性影响的机制。从而在透析和回顾公立医院管理体制改革历程的基础上，以定量研究辅之以定性研究和情景分析，试图在理论、历史、现实和趋势中叩问公立医院管理体制变革的前路。

参 考 文 献

［1］陈海峰. 中国卫生保健史［M］. 上海科学技术出版社，1993.

［2］梁万年. 卫生服务营销管理［M］. 人民卫生出版社，2013.

［3］卫生部政策法规司. 基本医疗卫生制度研究报告集［G］. 2009.

［4］曹荣桂. 中国医院改革30年——历史进程、主要成就与面临的挑战［J］. 中国医院，2008（9）：1-5.

［5］钟东波. 我国的公立医院体制改革——历程、绩效、原因机制及政策建议［A］. 第64次中国改革国际论坛论文集［C］. 2008.

［6］李卫平，宋文舸. 我国医院产权制度改革实践分析［J］. 中国卫

生经济，2002，21（3）：1－5.

[7] 闫健．"父爱式政府创新"：现象、特征与本质－以岚皋县"新农合镇办卫生院住院起付线外全报销制度"为例［J］．公共管理学报，2014，11（3）：1－9.

[8] 李卫平，周海沙，刘能，等．我国公立医院治理结构研究总报告．中国医院管理，2005，8：5－8.

[9] 吴丹，张博，张勤．公立医院法人治理结构与改革．中国医院管理，2010，30（4）：9－11.

[10] 王霞，郑雪倩，李敬伟，等．公立医院法人治理结构现状综述［J］．中国医院，2007，11（5）：2－4.

[11] 奚松．公立医院社会责任：生态、体系与治理［J］．中国卫生法制，2009，17（3）：22－24.

[12]［英］历山大·S.普力克，［美］阿普里尔·哈丁．卫生服务提供体系创新公立医院法人化［M］．北京：中国人民大学出版社，2012.

第五章

管理体制改革对公立医院的影响研究——基于北京市的调查

2011 年 7 月原卫生部将北京市增补为第一批国家重点联系的公立医院改革试点城市①，肯定了北京市在公立医院改革中所做的工作，公立医院管理体制改革是北京市公立医院改革的重要内容之一。实际上，北京市的一些区县早在 20 世纪 90 年代末政府机构改革时期就考虑建立医院管理（服务）中心以加强对公立医院的管理了②。2005 年北京市海淀区政府公共服务委员会的成立标志着海淀区开始探索"政事分开""管办分开"的改革模式。2011 年北京市在总结国内外及海淀区经验的基础上在北京市卫生局③下成立北京市医院管理局，形成新的管理体制改革的模式。本书将这三种改革的探索作为三种公立医院管理体制改革的模式，通过三种模式的分析探讨管理体制改革对公立医院行为及公益性的影响。

---

① 2010 年《关于确定公立医院改革国家联系试点城市及有关工作的通知》（卫医管函〔2010〕23 号）确定 16 个重点联系城市中没有北京。2011 年《关于增补北京市为公立医院改革国家联系试点城市的通知》（卫医管函〔2011〕207 号）增加北京市作为第一批重点联系城市。

② 国家层面的机构改革始于 1998 年，地市从 1999 年开始。1998 年 3 月 10 日，九届全国人大一次会议审议通过了《关于国务院机构改革方案的决定》。改革的目标是：建立办事高效、运转协调、行为规范的政府行政管理体系，完善国家公务员制度，建设高素质的专业化行政管理队伍，逐步建立适应社会主义市场经济体制的有中国特色的政府行政管理体制。随后中共中央各部门和其他国家机关及群众团体的机构改革陆续展开；1999 年以后，省级政府和党委的机构改革分别展开；2000 年，市县乡机构改革全面启动，全国各级党政群机关编制大量精简。对于业务工作较多的部门，出现人员不足的问题。海淀、西城、朝阳、石景山通过建立事业单位性质的医院管理服务中心加强对公立医院的管理。

③ 北京市卫生局与 2014 年与北京市计划生育委员会合并，更名为北京市卫生计生委。调查内容在 2014 年以前完成，仍使用卫生局，以下同。

一、三种公立医院管理体制改革模式

（一）公共委模式

1. 改革概况

海淀区是北京市行政管理体制改革的试点地区，海淀区按照"政事分开、管办分开"的思路，通过成立专门的公共服务机构，统筹整合区内的公共服务资源，使公共服务资源从部门内配置向社会统一配置转变。

海淀区于2005年7月成立了海淀区政府公共服务委员会（以下简称公共委），将区卫生局、文化委员会系统承担公共服务职责的29个事业单位规划为公共委进行管理，其中包含区属18家社区卫生服务中心、4家区属医院、区卫生学校、区医院管理服务中心、区医学救援中心、区卫生人才服务中心，以及原文化委所属的文化馆、图书馆、博物馆。公共委代表海淀区政府履行举办公共服务的职能，为政府特设的正处级行政机构，与卫生局、文化委等行业管理部门为平行机构。公共委负责对所属事业单位人、财、物的管理，没有公共行政的权力。原行业管理部门（如卫生局）主要对所属事业单位进行行业管理、市场准入、加强监管等。行业管理部门是规划和行业政策的制定者，负责行业监管；公共委是政策的执行者，负责公共政策的落实和举办公共服务的功能。公共委与其他政府综合部门如发展改革、财政、人力资源与社会保障等也是平行关系。如图5-1所示。

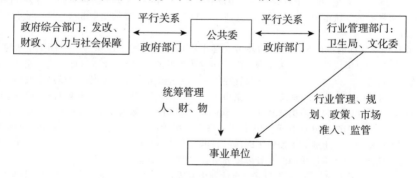

图5-1 海淀区"管办分开"政府关系示意

针对卫生服务机构，公共委成立后，承担社会管理职责的事业单位保留在原政府部门，即将区卫生监督所、疾病预防控制中心保留在区卫生局；将承担公共服务职责的事业单位划入区公共委。区卫生局所属的22家医院、区卫生学校、区卫生局医院管理服务中心、区医学救援中心、区卫生人才服务中心等26个事业单位，都被整建制划入公共委。《北京市海淀区深化行政管理体制改革试点方案》中公共委承担的职责包括8个方面。这8个方面核心是管人、管事和管资产，但需符合相关规划标准，并要承担没有明确的政府交办的其他事宜。

表5-1 海淀区公共委职责

分类	职责内容
落实规划标准	负责组织协调所属事业单位贯彻落实相关法律法规、政策规章、规划标准及行业体制改革措施，并参与有关行业规划和标准的研究拟定工作
管资产	负责规划、整合所属政府公共服务资源，负责监管范围内固定资产投资项目的组织实施工作，提高政府公共服务的统筹能力和管理水平
	负责对所属事业单位财务管理进行指导和监督；按照区政府的授权，负责执行国有资产法律、法规、对所属事业单位非经营性国有资产进行统筹调整和配置，对其使用及部分处置进行监督管理，并研究制定相应的管理办法
管事	负责研究、推进对所属事业单位管理方式、管理制度、运行机制的改革创新工作
	负责对所属事业单位的绩效评估，建立和完善绩效考核办法并组织实施，提高政府公共服务水平和质量
管人	负责本机关及所属事业单位机构编制和人事管理工作
	负责所属事业单位党群工作、精神文明建设和安全稳定工作
相关未明确事宜	按照北京市的统一要求，落实和推进所属事业单位的分类改革；承办区委区政府交办的其他事项

资料来源：根据于小千主编《管办分离：公共服务管理体制改革研究》（北京：北京理工大学出版社，2011）相关内容整理。

随着公共委的出现，卫生局的职责随之调整，具体体现在：统筹社会卫生需求和辖区卫生资源，制定辖区卫生发展规划；负责辖区医疗卫生行业的监督管理；负责依法公平地向区公共委所属事业单位或其他社会主体购买卫生服务等（见图5-2）。

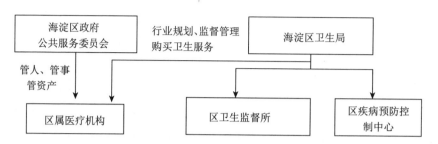

图 5 - 2　北京市海淀区"管办分开"关系

公共委成立后，先后制定了《海淀区政府公共服务委员会下属事业单位管理办法》《海淀区政府公共服务委员会目标绩效考核评估体系》《事业单位公共服务项目管理办法》《事业单位政府补偿管理办法》《事业单位人事管理办法》《事业单位人事代理制度》《事业单位理事会管理办法》等16项制度，使管人、管事、管资产等职能更加明确。

2. 特点

海淀区公立医院管理体制改革的特点是，在卫生局以外建立起与其他区政府部门平行的专门机构，与区卫生局是平级部门。政府将承担公共服务职责、生产公共产品的事业单位划归公共委管理，公共委承担管人、管事、管资产的职责。按照最初的设计公共委将整合卫生、教育、文化系统等公益性的事业单位并统一管理。

3. 成效

海淀区公立医院管理体制改革探索了"政事分开""管办分开"的新模式。从"政事分开"的角度来看，通过成立公共委将公共服务资源由部门配置向全社会配置转变，结合事业单位的特点，强调政府承担公共服务和生产公共产品的职责。从"管办分开"的角度来看，从政府部门分出两个部门：一个部门负责"管"；一个部门负责"办"。推动了"管"和"办"两个职责的区分，促进聚焦并规范各自职能。随着机构职能的转变，机构的行为也发生了较大的变化。课题组在2006年对该区区属医院的调查中可以明显地感到，惠民医院是公共委成立以后的一个亮点，公共委对惠民医院给予了极大的关注和支持；医院也把公共委看作"自己人"，可以为他们争取财政支持、医院发展和政策方面更大的空间。而卫生局不再直接管理医院的微观运行，不再像以前那样关注医院发展的具体情况；医院管理者明显感到，卫生局加强了对他们的监督管理。马云涛（2012）对海淀区三个社区卫生服务中心的90名卫生技术和管理人员的问卷调查显示，5.6%的人对卫生局的工作表示满意，63.3%表示不满意，31.1%表示不清楚。对于公共委，75.6%的社区卫生服务中心被调查者表示满意，6.7%表示不满意，17.7%表示不清楚[1]。从这一结果可以看出，"管"和"办"职能分开后，社区卫生服务中心与"办"的机构的关系要好于与"管"的机构的关系。

海淀区公立医院管理体制改革创新了运行机制。公共委根据事业单位的特点制定了一系列管理办法和绩效考核体系，以公众满意为最终目标，突出事业单位公益性的特点；开展人事管理制度的改革，对系统内部的人员调动建立了由区公共委统一管理，区人事局授权，备案管理的新机制。并探索在二级医院推行"管理咨询委员会"改革试点。

4. 问题

"公共委模式"2005年成立之初将卫生和文化两个系统的事业单位纳入公共委管理，但随后，并没有按最初预想的将其他公共服务部门事业单位统一纳入公共委管理。至2011年，文化系统的文化馆、图书馆、博物馆重归文化委管理，纳入公共委管理的事业单位只剩下卫生系统的事业单位，2012年海淀区卫生局和公共委合署办公。这一结果在一定程度上反映了管理体制的变革有很多难以调和的矛盾。

这一模式主要的体制障碍就是交易成本的提高。主要表现在以下三点：第一，上下衔接不畅。海淀区公共委作为特设的政府部门对区政府负责，属于政府出资人代表。在公共委成立时，北京市乃至国家均没有单独的出资人代表部门，因此公共委也就没有与之相对应的上级业务指导部门。北京市卫生局仍然是"管办合一"的状态，因此，涉及"管"和"办"的工作均下发给卫生局，使上下衔接不畅。第二，公共委与卫生局职能转变存在体制上和认识上的障碍。卫生局由于其上级部门没有改变，上级部门对其要求没有改变，而且本身工作具有一定的惯性，思想上也没有完全接受。马云涛（2012）对卫生局30名科员以上到副局长以下工作人员的调查显示，支持此改革的占

13.2%，不支持的占 66.8%，不清楚的占 20%。可以认为大多数卫生局的工作人员对此改革持不支持的态度。而公共委的 30 名被调查者中支持改革的占 93.3%，不支持的占 0%，不清楚的占 6.7%。卫生局和公共委的被调查者分别有 56.7% 和 56.6% 的人认为对方局/委不能够与自己很好的工作配合[1]。这一结果表明，卫生局工作人员反对的比重较大，而双方均觉得对方对自己的工作不够配合。第三，相关部门协调机制不配套。事业单位的"管"与"办"的权力分属于多个部门，如人力资源和社会保障部门、财政部门、民政部门等，这些部门的配套政策环境还没有形成，新的部门公共委成立以后，这些部门也面临着工作方式的转变，需要厘清哪些问题与公共委协调，哪些工作与卫生局协调。这些因素导致各部门之间工作沟通协调成本较高，对于事业单位也造成了多头领导，还增加了事业单位的行政管理成本。

以上问题并不能否定海淀"管办分开"模式的效果，如果各部门能够在认识上统一，做好部门间的协调，降低交易成本，可能会带来更好的效果，但在改革举措尚未完全理顺，改革的制度尚未完善的情况下，区领导多次换届，导致规划未能按原定计划推进，而反对方的声音逐渐大于支持方时，就使产生了目前"分"久又"合"的结果。

（二）北京市市属医院医管局管理模式

北京市公立医院"管办分开"改革是按照国务院深化医药卫生体制改革关于"管办分开"的总体要求，对原市卫生局职责进行调整，建立新型医疗卫生管理体制的改革。2011 年 7 月 28 日，北京市成立医院管理局。2012 年 5 月 18 日，北京市下发公立医院改革试点方案，① 明确北京公立医院改革推进"两个分开（管办分开、医药分开）、建立三个机制（财政价格补偿机制、法人治理运行机制、医疗保险调节机制）和创新服务模式"的主要任务。北京市"管办分开"改革是期望通过将医疗服务监管职能与医疗机构举办职能分开，推进卫生及其他部门、国有企事业单位所属医院

---

① 《中共北京市委办公厅、北京市人民政府办公厅关于印发北京市公立医院改革试点方案的通知》（京办发〔2012〕15 号）。

的属地化管理，逐步实现公立医院统一管理。具体的改革措施是通过新成立医院管理局，分别明确医院管理局"办"的职能和卫生局"管"的职能。

1. 改革概况

北京市公立医院改革试点方案按照国务院深化医药卫生体制改革关于"管办分开"的总体要求，提出对原市卫生局职责进行调整，建立新型医疗卫生管理体制。具体包括：市卫生局负责"管行业"。改革后的市卫生局按照属地化全行业管理的要求，强化北京地区医疗行业、公共卫生、健康促进等社会公共管理职能，管规划、管准入、管标准、管监督执法，不再履行办医院职能。鼓励和引导社会办医，构建医疗服务主体多元化的新格局。市医院管理局负责"办医院"。市医院管理局代表市政府履行公立医院出资人职责。负责推进公立医院法人治理结构和专业化、精细化、科学化的现代医院管理制度建设；负责统筹市政府投资医院的规划建设和发展，优化医疗资源配置和结构调整，推行医院分级分类管理服务模式；全面加强医院医疗质量、安全、服务、效率、满意度、品牌和绩效考核、成本控制、财务预决算、国有资产等基础管理，规范公立医院临床检查、诊断、治疗、使用药物和植（介）入类医疗器械行为，为人民群众提供安全、优质、高效、公平的医疗服务。

北京市编办 2011 年 9 月印发了《北京市医院管理局主要职责内设机构和人员编制的规定》，设立了北京市医院管理局，为市卫生局的部门管理机构。市医院管理局的组建，使市卫生局能够从"办医院"的具体事务中解脱出来，集中精力履行面向全社会的行政管理职能，提高了行政效能；又有一个专门机构，集中精力履行"办医院"的职能，还提高了市属医院的运营水平和社会效益。对卫生局职能调整也给予了明确的规定。进一步强化了市卫生局对北京地区医疗卫生机构的统一规划、统一准入、统一监管，加强了卫生发展规划、资格准入、规范标准、服务监管等行业管理职责。

具体职责调整情况如表 5-2 所示。

表 5 - 2　北京市医院管理局和北京市卫生局职责调整情况

职责调整	市卫生局	市医院管理局
划出职责	举办市属医院的职责	
划入职责	组织制定本市食品安全标准、负责本市食品生产企业制定的食品安全企业标准备案的职责	举办市属医院的职责
转变/强化的职责	按属地化和全行业管理的要求，强化对北京地区医疗卫生机构的统一规划、统一准入、统一监管，加强卫生发展规划、资格准入、规范标准、服务监管等行业管理	强化对所办医院管理、运营、服务质量和国有资产保值增效的领导、协调、监管，创新体制机制，优化资源配置，改进服务流程，规范服务行为，提高运营效率和社会效益
	强化公共卫生服务职责，加强疾病预防控制、卫生监督、健康促进、老年卫生、妇幼卫生、精神卫生、应急救治、采供血等专业公共卫生服务	
	强化医疗卫生服务体系建设的职责，提高基层医疗卫生服务能力，健全完善康复、护理服务体系，促进社会力量举办医疗机构	

（1）医院管理局建设及工作推进情况

医院管理局（以下简称医管局）成立以后总体工作思路是围绕推动公立医院改革工作，实现优化医院内部服务和运行流程，优化外部患者分级诊疗流程；期望通过改进服务质量、提高服务效率、完善政策环境，达到百姓满意、政府满意、医院和医务人员满意。在此工作思路的指导下，市医管局在其所属的北京友谊医院、北京朝阳医院、北京积水潭医院、北京天坛医院、北京同仁医院 5 家医院组织落实了医药分开、法人治理运行机制等不同方面的改革试点。成立医院实施法人治理结构、医药分开、医改宣传、医改协调和信息收集等项目组，以确保重点改革任务的落实。并以此推动医管局的自身建设。

医药分开改革试点是北京市公立医院改革的重点举措。自 2012 年 7 月 1 日起，医管局分三批先后在友谊、朝阳、同仁、积水潭、天坛 5 家医院启动医药分开改革试点工作。2013 年北京市发展改革委医改办对医药分开改革进行了初步评估。该项改革已显示出四个方面的初步成效：第一，医院管理和运行机制开始发生深层次改变。改革后，医院的经费来源由以前三个渠道变为现在的医疗收入和财政拨款两个渠道，药品销售从收入变为成本，医院不再以多卖药品追求经济利益，而是重点加大了临床用药管理和医生服务行为的规范。第二，医事服务费的设立使医务人员的劳动价值得到体现，医生规范诊疗行为的意识增强，试点医院按照医药分开新要求建立了新的绩效分配机制，医务人员的工作积极性得到调动。第三，医院药占比，特别是医保患者药占比和次均医疗费用下降明显。第四，患者就医得到了合理引导，由于医事费的梯度收费，使一部分常见病患者从专家门诊引导到普通门诊就诊，普通门诊诊次平均增加 18%。但是，由于医事服务费患者自付较低、报销金额不计入个人起付线、取消加成药价下降及三级医院药品品种齐全、医疗服务态度好刺激了医保患者的就医需求，吸引了部分非试点三级医院医保患者和本应在下级医疗机构就医的医保患者到试点医院开药，导致试点医院门诊医保患者快速增长，形成了试点医院门诊患者的"洼地效应"，对于医院学科发展和分级诊疗秩序的形成也产生了一定的影响。

在推进法人治理运行机制改革方面，医管局设立法人治理结构改革项目组，由相关处室联合组成。在医管局的推动下友谊医院、朝阳医院已经建立了以理事会为核心的法人治理结构。完成了理事会组建和理事长、执行院长的任命，成立了由内部理事和外部理事组成的理事会，并聘任监事对医院决策和管理进行监督。

建立绩效考核体系是医院局成立后重点推动的工作之一。医管局研究建立了以公益性为核心的、标准统一的公立医院考核评价体系。指标体系分定性为（30%）和定量（70%）两部分，其中社会评价部分 10 个指标，45 分（指标体系仍在逐步完善过程中）。在评价指标中突出了社会评价部分，体现了公立医院公益性的导向。在对医院管理者的访谈中，也反映出，考核体系注重社会评价，对促进医院公益性具有积极的意义。医管局近年来也根据对市属医院管理认识的加深逐步调整了绩效考核体系，如进一步突出质量安全指标的重要性，2012 年评价指标"社会评价"维度中"质量保证"涉及四个指标（共 17 分），包括 DRG 入组率、院内感染发生率、低风险组病例死亡率、抗菌药物使用合格率。2014 年评价指标体系将"质量安全"纳入"内部管理"维度，涉及 7 个指标（共 27 分），包括医疗纠纷化解率、重点病历病案首页填报准确率、院感病例报告率、低风险组病例死亡率、抗菌药物使用合格率、处方合格率、护理安全（不良）事件上报及整改率。指标的调整体现了管理者期望从医院管理者可控的角度加强过程管理以保证服务质量的提升。

此外，北京市医院管理局 2012 年 5 月发布《关于在北京朝阳医院等 3 所医院开展区域医疗共同体试点工作的通知》，在北京朝阳医院、北京友谊医院、北京世纪坛 3 所医院开展区域医疗共同体制试点工作。朝阳医院、友谊医院、世纪坛医院先后以医疗联盟、区域医疗服务共同体等形式与部分二级医院、社区和康复医院建立了较为紧密的合作关系。

为保证公立医院改革工作的落实和顺利推进，医管局成立了医改协调和信息收集组，负责收集、整理试点医院实施医药分开和法人治理结构运行机制改革工作的信息和向市卫生局、市医改办和市政府上报改革政务信息工作。负责对市相关委办局的改革具体问题的协商工作。信息的收集对加强监测评估提供了基础资料，也对完善政策提供了依据。

在推动公立医院改革试点工作的同时，医管局围绕"管人、管事、管资产"职责要求加强了干部管理、人才队伍建设、资产管理和运行规范管理。在加强干部管理方面，医院管理局推动了市属医院范围内干部的选拔和任免工作，对于配齐管理干部、提升医院管理者职业化的素质和加强对医院管理者的规范化管理起到了积极的作用。在人才队伍建设方面，医管局设立"扬帆计划"、"使命、登峰、青苗"计划以搭建市属医院人才建设的平台。在基础管理方面，全面开展资产清查，实施预算全流程绩效管理；推进医院后勤规范化管理；打造医管局和市属医院的集团文化。在开展便民惠民服务方面，统一设置门诊服务中心，实现"一站式"便民服务，推动医院优化流程、方便患者。探索岗位管理，完善医疗服务模式，推行主诊医师负责制；在优质护理服务基础上，在 13 家医院启动护士岗位管理试点工作。开展了医院卫生间等就医基础环境整治工作。在推动医院发展方面，医管局积极争取各部门对公立医院的支持。2012 年财政总投入达 43 亿元，比 2011 年增长 8.9 亿元，增幅达 26%，为医院减轻了负担，有更多的条件去改善和提高医务人员待遇。在医院基本建设方面，推进了一批重点项目建设。

随着自身建设和管理工作的同步推进，医管局组织架构基本完善，目前内设处室包括医疗护理处、基础运行处、财产与资产管理处、科研学科教育处、药事处、团委、监察处、党群处、工会、改革发展处、组织与人力资源管理处（监事会工作办公室）、办公室。

（2）卫生局职责调整

根据管办分开实施方案，卫生局的职责得到进一步拓展和加强，新增了食品安全标准管理的有关职责，同时还强化了三项职责：一是按照属地化和全行业管理的要求，强化对北京地区医疗卫生机构的统一规划、统一准入、统一监管，加强卫生发展规划、资格准入、规范标准、服务监管等行业管理；二是强化公共卫生服务职责，加强疾病预防控制、卫生监督、健康促进、老年卫生、妇幼卫生、精神卫生、应急救治、采供血等专业公共卫生服务；三是强化医疗卫生服务体系建设的职责，提高基层医疗卫生服务能力，健全完善康复、护理服务体系，促进社会力量举办医疗机构。市卫生局已明确了以职能调整为契机，加快转变机关职能，进一步提高公共服务能力与水平的理念。

卫生局成立首都医药卫生协调处（研究室）承担首都医药卫生协调委员会办公室的日常工作；负责组织落实医药卫生体制改革的相关工作；承担医药卫生改革与发展重大问题的调查研究，并提出相关政策建议等。原疾病控制处改为疾病预防控制处（公共卫生管理处），明确了负责本市公共卫生管理的综合协调的职责。原发展计划处改为社会办医服务处（发展规划处）明确了负责拟订本市鼓励和引导社会力量举办医疗机构的相关政策措施并组织实施。原医政处（医疗服务监管处）分为医政处、康复护理与医疗服务监管处。原妇幼与精神卫生处改为老年与妇幼卫生处（精神卫生处），增加了拟订老年卫生发展规划、政策措施、规范标准并组织实施的功能。另外，还成立了食品安全标准处。

随着职能的转变，卫生局也在加强卫生发展规划、资格准入、规范标准、服务监管等行业管理；强化公共卫生服务职责；强化医疗卫生服务体系建设的职责等方面推进了相关的工作。例如，2012年北京市卫生局编制了《北京市医疗机构设置规划（2012—2015年）》（京政办发〔2012〕55号），对于合理配置北京医疗资源、完善医疗服务体系建设、提高医疗服务效率、促进医疗服务公平、可及和有序具有重要意义。医疗机构设置规划是公立医院建设和引入社会资本等政策实施的基础。在北京市医疗机构设置规划的基础上，各区县也正在研究本区域的医疗机构设置规划。北京市卫生局印发《关于进一步加强基本公共卫生服务工作的通知》（京卫疾控字〔2012〕28号）积极推进基本公共卫生服务项目的开展，进一步完善政策措施，理顺工作机制，优化项目管理，提高服务质量。在此基础上卫生局还开展了加强医疗技术临床应用的准入管理、强化医院感染预防等方面的工作，并完善了多点执业、社会资本办医等工作。

随着卫生局行业管理职能的进一步强化和首医委协调机制作用的进一步发挥，北京地区医疗卫生机构的统一规划、统一准入、统一监管将得到加强。

2. 改革的成效

（1）形成了适应北京市特点的管理体制改革创新模式

"管办分开"改革的方向已经得到广泛的认可，但对"管办分开"的做法尚未形成共识。国内一些地区也在探索适合本地特点的改革模式，如江苏的"无锡模式"、上海的"申康模式"、北京的"公共委模式"等。但是，对于各地探索的模式的评价也不完全一致。因此，"管办分开"没有哪种模式具有普遍的适用性，没有最优的模式，各地要根据区域的特点探索适宜的模式。北京市在其他地区经验的基础上，形成了适应北京特色的管理体制改革创新模式。在传统的"管办合一"管理模式仍为事业单位管理的主要模式的背景下，中央层面和区县层面仍沿用原有的工作方式，在北京市层面如果完全分离，可能会需要大量的信息沟通成本，在机制不能完全理顺的情况下，可能对正常的工作产生不利的影响。北京市作为公立医院改革的试点城市，其他各项公立医院改革政策要同步推开，如果信息沟通的成本过高也会影响其他公立医院改革政策的进程。另外，在目前医院"行政化"色彩依然浓厚的状况下，如果设立事业单位形式的管理中心承担"办"的职能，在"办"的力度上可能是很弱的。因此，北京市选择在卫生局下设立医管局的形式，是在现有政策背景下适应性的选择，这种模式的实践随着医管局工作的积极推进，形成了适应北京市特点的管理体制改革模式。

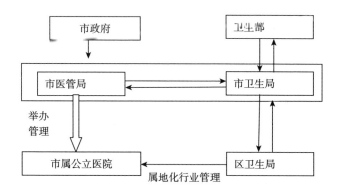

图 5-3　北京市公立医院"管办分开"关系

（2）对推动公立医院改革工作具有积极的意义

医管局的成立，能够有一个专门的机构推动市属公立医院的改革工作，使公立医院各项改革政策操作性更强。医院管理体制的改革可以推动医院治理机制、补偿机制和监管机制的改革，是公立医院改革目标实现的重要前提。北京市"管办分开"改革已经初步显现出推动公立医院改革工作的积极意义。

（3）在引导医院公益性，推动公立医院管理精细化方面做出了有益的探索

医管局的成立也促进了医院的精细化管理，加强了医院的基础建设。另外，医管局的绩效考核指标对于医院公益性的方向也起到了重要的引导作用。同时，卫生局将工作的重点逐渐向卫生行业管理方面转换，对于卫生资源的优化和医院管理质量的改善也具有重要的意义。

3. "管办分开"改革存在的主要问题

"管办分开"改革作为一项制度创新，在改革的过程中还有很多理论有待研究，而且还有很多关系没有完全理顺。

（1）在"办"医的总体设计上还缺乏完整性和系统性

"管办分开"由专门的部门来行使"举办管理"的职能在中国虽有地区探索，但仍属新生事物。虽然国有企业的"管办分开"已有 20 多年的历程，但卫生行业的特殊性决定了公立医院的"管办分开"要符合卫生事业管理的规律。对于"办"的职能的体现需要首先明确以下问题：卫生服务市场公立医院应该占有的市场份额是多少？公立医院中承担的公共卫生和基本医疗服务与多数医院已经开展的特需服务，以及一些医院承担的医学教育和学科建设的任务是否要明确区分，应该如何区分？这两个问题如果不能明确的界定，那么在财政补偿机制、监管机制的建立方面都难以有明确的可用于评判的标准，"办"的具体工作就缺乏明确的方向。目前，医管局也意识到对医院管理规律还缺乏深入细致的分析研究和顶层设计。而这两个问题的厘清需要北京市对于医疗机构的总体规划，以及对于公立医院功能更为清晰的定位。

（2）在"管办分开"的具体工作方式和做法上还没有达成共识

由于在"管办分开"的理论研究和研究结果的传播上还较为欠缺，目前医管局的工作人员也多为原卫生行政部门的工作人员，原有的工作思路和工作方式的惯性依然存在。另外，由于"管办分开"改革将原来卫生局与公立医院隶属与被隶属的关系转变为监管与被监管的关系，在一些具体工作上也触动了原有的利益关系。在具体的工作方式和做法上还没有达成共识。形式上体现为医管局和卫生局职责划分依然欠清晰。在一定程度上造成了医院办事流程不清楚、不方便。在对医院管理者的访谈中，医管局被称为医院"新的管家"，或是"多了一个婆婆"，对于医院来讲"多头管理不容易"。如"医管局和卫生局的设置不一样。医管局没有外事部门，市属医院相关人员要出访，需要先经过医管局再去卫生局的外事办协调。医管局和卫生局的沟通协调有一定问题。"医管局和卫生局也在进一步理顺相关工作的沟通协调问题。

（3）医管局对公立医院加强管理与发挥医院管理者积极性之间的矛盾

哪些应该由医院管理局来管，哪些应该由医院自己管？医管局与医院管理者之间存在一定的矛盾。例如，医管局为了塑造良好服务形象，为市属医院统一设计了医务人员的服装和患者的被服，意在塑造医管局和市属医院的集团文化，实践人文化服务，建立和谐医患关系。但是，访谈中医院管理者提出"医管局管的事情比较细"。医管局应该关注的重点及与医院自身管理之间的界限尚需进一步明确。

（4）对于医院的绩效考核体系尚需进一步完善

绩效考核的目的不仅仅是奖惩，更重要的是促进医院管理的改进。访谈中一些医院管理者提出"要给我内部流程完善的空间""预约时间给个宽松的时间比较合适"。绩效考核要引进发展性评价的思路，以促进医院改进管理和完善为长远发展。

（三）其他区县的医管服务中心模式

北京市其他区县还没有实行真正意义的"管办分开"，但也对公立医院的管理体制进行了一些改革。例如，西城区 1999 年政府机构改革时就已经批复成立西城区医院管理服务中心。当时改革的思路是小政府大社会，即减少卫生局的编制，但卫生局原来承担的事业性的工作需要分离出来。卫生局在此背景下为了适应政府职能的转变，成立了北京市西城区医疗机构管理服务中心，中心为事业编制，独立法人单位，实现了一定程度的"政事分开"，期望把事务上的事和技术上的事划分到医院管理服务中心。2003 年西城区医院管理服务中心正式成立。其职责为：对辖区内各医疗保健单位的医、护、技工作质量和管理质量进行检查、指导、考核和评价；受卫生行政部门委托负责医疗机构申请登记、变更、校验的有关工作；受卫生行政部门委托负责医疗机构评审、护士注册前期工作、执业医师考核及相应的组织和培训工作；负责医疗卫生科研项目的立项、评审的论证、引进医疗设备与技术的评估；负责科技成果的开发和推广应用；负责医务人员的专业知识及技能的培训和考核；开展多种形式的学术交流、咨询和科普宣传活动；开展医护人才及医药科技发展推广的中介服务。从其职责来看，与北京市医院管理局和海淀区公共委存在很大的差异，医院管理服务中心更多的是承担医政管理中的事务性工作。在实际工作模式上，西城区医院管理服务中心一直同西城的医政科教科一起工作，虽然是两个部门，但医政科教科是政府部门，医管服务中心是事业单位。医院管理服务中心相当于医政科的辅助部门，辅助医政科完成事务性和技术性的工作。

具体工作包括三个方面：一是质量管理；二是对医疗服务进行管理，加强监管力度，通过第三方来调查患者职工满意度；三是公立医院年度绩效考核，从提高医疗效率和质量，以及公益性的体现，以此作为指挥棒引导医院发展方向。但是，由于并不对医院的人、财和资产管理，导致其在实际管事方面的力度不大。因此，医院管理中心把考核评价的结果提交给卫生局，由卫生局再做最后的奖惩。

在所有区县中，除西城区外，还有朝阳区和石景山区成立医院管理服务中心。本章后面对管理体制改革的比较分析和影响分析中，将这三个区县的模式统称为"医管服务中心模式"。

▎二、北京市不同公立医院管理体制比较分析

根据调研和文献分析，将北京市三种公立医院管理体制改革模式对比分析，从组织结构、职责分工、政事分开和管办分开的程度、对公立医院财政投入、支付机制、监管行为、协调成本、对治理机制的影响（决策权、开放程度、剩余索取权、问责、社会功能明晰）等方面进行比较，结果如表5-3所示。

三种模式都在一定程度上推动了"管办分开"或"政事分开"，但在"管办分开"或"政事分开"的程度上是不同的。三种模式共同的特点体现在监管力度都有所增加。海淀区公共委与卫生局合署办公后，其组织结构与北京市"管办分开"的模式更加接近。

"管办分开"后，弥补了出资人缺位问题，加大了对公立医院财政投入，增加了监管，建立绩效考核机制，各项公立医院改革工作也能够顺利推进。海淀区管办分开改革和北京市管办分开改革均呈现出这些特点，对于公立医院改革各项措施的推进也起到了积极的促进作用，管理的精细化程度增加。但是，相应地，协调成本增加，公立医院决策权受到一定限制。

表 5 - 3　三种公立医院管理体制改革模式比较

指标	海淀区管办分开（前期）	北京市管办分开	海淀区管办分开（后期）	医管服务中心模式
组织结构	成立公共委与卫生局平行	成立医院管理局隶属于卫生局	公共委与卫生局合署办公	成立医院管理服务中心，为卫生局下属事业单位
职责分工	公共委负责"办"，卫生局负责"管"	医管局负责"办"，卫生局负责"管"	公共委负责"办"，卫生局负责"管"	医院管理服务中心负责事务性工作，卫生局负责行政监管
政事分开、管办分开的程度	管办分开程度最高	管办分开程度较低	管办分开程度较低	一定程度上政事分开
对公立医院财政投入	有所增加	有所增加	有所增加	无变化
支付机制	推动支付机制改革，激励增强	推动支付机制改革，激励增强	—	无变化
监管行为	卫生局监管增强	医管局监管增强	—	使卫生局更多地关注监管
协调成本	成本增加	成本增加	成本较合并前下降	变化不大
对治理机制的影响	探索事业单位治理机制建立	推动建立法人治理结构	—	无变化
决策权	医院决策权受到一定限制	医院决策权受到限制	—	无变化
市场开放度	有一定限制	有一定限制促进医院之间竞争	—	无变化
剩余索取权	无变化	无变化	无变化	无变化
问责	个性化的绩效考核，问责加强	较为严格的绩效考核，问责加强	个性化的绩效考核，问责加强	变化不大
社会功能明晰	推动惠民医院建立	绩效考核中有一定体现	—	变化不大

三、公立医院管理体制改革带来的影响

公立医院管理体制改革的目的是期望通过组织结构的变革改善政府部

门对公立医院的补偿和监管行为，进一步影响医院管理者的行为，最终期望改善公立医院运行绩效，使公立医院发展的方向与公众和政府的期望相一致。由于改革的形式各异，以及多项改革同步开展，使这一作用机制产生的过程变得非常复杂，以至于要想系统地对此影响的过程进行评价存在较大的难度。为了较好地厘清公立医院管理体制改革带来的影响，本部分将近年来开展的多项研究结果结合起来，从管理体制改革对补偿机制和监管行为的影响、管理体制对医院管理者行为的影响、管理体制改革对公益性的影响三个方面展开讨论。这三个方面研究对象虽然有所不同，不同模式比较的内容也不尽相同，但可以为我们分析此问题提供不同角度的实证依据。

（一）管理体制改革对补偿机制和监管行为的影响

政府对公立医院补偿机制和监管行为的变化，反映"管办分开"改革后对政府相关部门的影响。本部分期望能够考察"管办分开"与"管办不分"相比是否对补偿机制和监管行为产生了一定的影响。

1. 补偿机制

自 2009 年新医改以来政府推出各项举措提高财政补助收入水平，这对是否为管理体制改革产生的影响带来了诸多混杂因素。为了剔除新医改相关政策的影响，本部分选取北京市二级以上医院 2007—2009 年的数据，分别以财政补助收入占总支出比例和财政基本支出补助占基本支出比例为因变量，以"是否公共委模式"和"是否医管服务中心"模式作为自变量，以医院规模（医院级别、固定资产价值、年末在职职工中卫生技术人员数）和所处位置作为控制变量，分析"管办分开"（公共委模式）模式与"管办不分"模式相比，补偿机制是否存在差异（详见第一章）。从多元回归模型结果来看，财政补助收入占总支出的比例与医院级别、固定资产价值、年末在职职工中卫生技术人员数和管理模式有关。其中，不同级别医院之间差异有显著意义，医院级别越高，财政补助收入占总支出比例越高（系数 16.71，$p < 0.001$）；固定资产价值越高，财政补助收入占总支出比例越低（系数 < -0.001，$p = 0.01$）；年末在职职工中卫技人员数越多，财政补助收入占总支出的比例越小（系数 -0.01，$p = 0.01$）。控制医院级

别、规模等因素后，公共委模式下的医院财政补助收入占总支出比例略高于其他模式下的医院（系数9.51，p＝0.06），p值为0.06，略高于0.05。财政基本支出补助占基本支出比例与医院级别、固定资产价值和年末在职职工中卫技人员数有关，不同类型间的差异与财政补助收入占总支出比例的相关因素相似，但是，不同管理模式之间的差异无显著意义（见表5－4）。从数据可以初步显示，在控制了医院规模、医院级别、地理位置等因素后，海淀区区属医院的财政补助收入占总支出的比例高于其他管理体制下的公立医疗机构，但这一差异在p＜0.1的标准下显著，在p＜0.05的标准下是不显著的。可以认为差异存在，但差异的显著程度不高。

表5－4　北京市医院管理体制与政府财政补贴

因变量	财政补助收入占总支出比例		财政基本支出补助占基本支出比例	
	系数	p值	系数	p值
常数	22.12	＜0.01	19.08	＜0.01
公共委模式	9.51	0.06	12.46	0.11
医管服务中心模式	－0.09	0.98	－3.58	0.50
是否远郊	5.00	0.08	5.45	0.21
固定资产	＜－0.001	0.01	＜－0.001	0.02
医院级别	16.71	＜0.01	21.36	＜0.01
平均开放床位	－0.002	0.70	－0.002	0.82
年末在职职工中卫技人员数	－0.01	0.01	－0.01	0.04
n（样本量）		180		180
F值		7.31		5.20
P值		＜0.01		＜0.01

2. 监管行为

对监管行为的分析缺乏一定的数据支持，主要依赖于定性资料的判断。从课题组对卫生行政管理部门行政人员和医院管理者的访谈资料来看，在公共委模式下，当医院归属于公共委后，卫生局对于医院的监督增强。同时，不管是公共委，还是北京市医管局，成立以后都非常注重对于医院的绩效考核，虽然绩效考核的指标体系还有待进一步完善，但是，可以认为对于公立医院行为的引导性和监管有所增强。

(二) 管理体制改革对管理行为的影响

1. 管理体制对管理行为影响的实证研究[①]

管理体制对医院管理者行为的影响研究，课题组借鉴了世界卫生组织专家提出的公立医院管理改革评价的框架"干预的组织变革—公立医院行为—医院绩效"及其指标体系，并将管理体制的差异界定为管理体制所形成治理结构的差异，从 5 个方面测量：决策权的配置（Management rights）、剩余索取权的分配（Residual claimant status）、市场开放的程度（Market exposure）、问责机制（Accountability arrangement）和社会功能（Explicit social functional）。将医院管理者行为分为 6 个方面，包括：筹资（Finance）、营销（Marketing）、人力资源（Human Resources）、购买程序（Procurement）、经营管理战略（Business management strategy）、医疗管理战略（Medical management strategy）[2]。本书在此基本框架下设计适合北京实际情况的公立医院治理结构（政府和医院关系）与医院管理行为（内部管理）现状调查问卷，治理结构状况包括决策权、市场开放度、剩余索取权、问责和社会功能 5 个维度 20 个问题。管理行为部分涉及财务管理、营销、人力资源、生产资料购买、战略管理、医疗管理 6 个方面 38 个指标，考察医院高层管理者对这 38 个指标熟悉程度，以及是否通过评估这些指标来改善管理。由被调查者判断所在医院的高层管理者（整体）对这些指标熟悉程度和利用这些指标改变管理的情况，分三个等级：①不熟悉或很少注意；②熟悉但很少用；③熟悉并经常使用。对北京市、山东省、河南省 92 家大型公立医院开展问卷调查和分析。

使用因子分析的方法将治理结构原来的 5 个维度合并为 3 个维度：决策自主权、市场监督、社会问责与社会功能。决策自主权包含原 5 个维度中的决策权，以及市场开放度和剩余索取权维度中反映医院决策自主权大

---

① 此部分最初研究结果发表于《中国医院管理》杂志 2013 年第 33 卷第 2 期，第 16 – 18 页。调查方法和模型检验详见该文章，本部分仅就结果展开讨论。

小的题项；市场监督为原市场开放度维度中以信息披露程度指标反映的市场监督情况；社会问责和社会功能为原来的两个维度的合并。将医院行为由原来的 6 个维度合并为 2 个维度：短期行为和长期行为。短期行为主要包含医院收入支出、医院发展目标确定、患者满意度、医疗事故差错发生率等利用率较高的指标；长期行为主要包含成本相关指标以及效率、效果相关等多数公立医院医院管理者不熟悉或不常使用的指标。运用皮尔逊相关系数（Pearson）检验观察变量之间的相关系数，结果显示，医院短期行为与长期行为相关系数较高为 0.812，其他可观察变量均为低度相关或不相关（见表 5－5），表示治理结构与医院行为具有较好的区分效度，治理结构的三个可观察变量之间相关性低度，具有较好的区分效度。医院行为的两个维度具有较高的相关系数，这可能与医院管理者在对自身行为评价时评价偏高导致，为了反映管理者关注指标的不同方面，模型仍使用两个维度分析。

表 5－5　可观察变量之间的相关系数

潜变量	可观察变量	市场监管	问责和社会功能	决策自主权	短期行为	长期行为
治理结构	市场监管	1.000	—	—	—	—
	问责和社会功能	0.290	1.000	—	—	—
	决策自主权	－0.101	－0.004	1.000	—	—
医院行为	短期行为	0.341	0.234	－0.087	1.000	—
	长期行为	0.367	0.305	－0.095	0.812	1.000

本书参数估计采用极大似然估计（Maximum Likelihood，ML）法。结果表明，治理结构到医院行为的标准化路径系数为 0.644，通过显著性检验，与模型假设相符。测量变量与潜变量的路径系数中决策自主权的标准化路径系数为 －0.131，未通过显著性检验，其他测量变量与潜变量的路径系数均通过显著性检验（见表 5－6），与模型假设相符。

表 5 - 6　结构方程模型参数估计结果

	路径	参数估计值	标准误差	临界比率值	显著水平 p	标准化估计值
结构模型	医院行为 <—治理结构	0.791	6.329	2.404	0.016	0.644
测量模型	市场监管 <—治理结构	1.00				0.605
	问责和社会功能 <—治理结构	0.595	0.229	2.598	0.009	0.474
	决策自主权 <—治理结构	-0.152	0.160	-0.952	0.341	-0.131
	短期行为 <—医院行为	1.00				0.843
	长期行为 <—医院行为	1.653	0.277	5.964	<0.001	0.964

注：临界比率值等于参数估计值与估计值标准误的比值，如果此比值的绝对值大于1.96，则参数估计值达到0.05显著性水平，临界比之绝对值大于2.58，则参数估计值达到0.01显著性水平。

结构方程模型分析的结果显示，治理结构和医院的行为存在显著的相关关系。治理结构的5个维度可以归为两大方面：一方面是给予医院管理者自主权，激励医院管理者的积极性，如模型分析中的决策自主权维度；另一方面是对医院管理者的监督，保证医院管理者为公立医院设置的目标而努力，如模型分析中的市场监管与问责和社会功能维度，这两个方面体现了激励和监督的制衡作用。在对医院管理者的监督方面，市场监管与问责和社会功能两个维度对于医院管理行为的影响是同方向的，但影响的机制不同，两个维度相关性较低（相关系数0.290），具有一定的区分度。调查显示决策自主权与医院行为之间的相关性并不显著。目前，公立医院的决策权除正式职工的解聘和医疗设施的准入以外，在其他各方面，医院均具有较强的自主权，不同医院之间的差异并不大。这可能是决策权无显著差异的原因。而调查显示在市场监督、政府监督和社会监督这几个方面均处于缺位的状态。治理结构的差异主要体现在市场监管与问责和社会功能两个维度的差异。市场监督与问责和社会功能对治理结构的影响较大（标准化估计值分别为0.605和0.474），提示市场监督与问责机制和社会功能的明晰对于医院采取积极的管理行为具有一定的相关性。

医院行为测量的6个维度从不同方面反映了医院管理者在经营管理中应该关注的内容，实际调查的结果显示，不同的医院管理者对每一个维度的部分指标都有所关注，但对每个维度的一些指标也显示出普遍的缺乏关注，这使这 6 个维度的区分度并不高。因此，本书在纳入模型分析时对指标进行进一步分析后，认为可将指标分为两大类，短期应对性行为和长期发展性行为，结果显示，治理结构与医院管理者长期管理行为的相关性显著大于与短期管理行为的相关性（p < 0.001）。

由于本次调查的数据仅是一次截面数据（缺乏同一医院多次调查的数据），因此定量模型的分析仅为探索性分析，但是模型分析的结果提示我们治理结构的差异与医院管理行为之间的差异具有显著的相关性的。如果通过医院管理体制改革变革公立医院的治理结构，其可行的发展方向是保持（或略降低）公立医院的自主权，增加市场监管，明确公立医院的社会功能和问责机制，促使公立医院管理者更加关注医院的长期发展。因此，可以认为现阶段改革的重点是加强市场监管，通过问责机制的完善和社会功能的明晰促进公立医院长期发展性行为，而医院的长期发展性行为是促进公益性的关键（见图 5 - 4）。

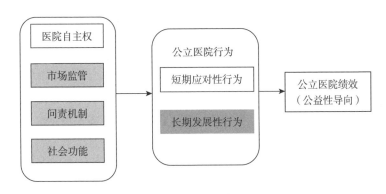

图 5 - 4　治理结构与公立医院行为及绩效的关系

北京市公立医院管理体制改革后是否促进了医院长期发展行为？本书从两个方面进行分析：一是从信息披露的状况反映，可以认为公立医院披露状况较好的内容反映了其工作较好的部分，而不愿意披露或披露较少的部分反映了其工作相对缺乏的部分；二是以三家典型专科医院改革前后的绩效指标来反映医院管理行为的变化。

2. 北京市市属三级公立医院信息披露状况

本书的研究对象为 20 家北京市属三级甲等公立医院。通过政策文献研究归纳总结初步指标体系，利用专家咨询法对指标体系进行重要性和可操作性打分，根据打分结果优化指标体系。指标为三类：临床医疗，运营管理和其他信息，16 个二级指标，57 个三级指标。并根据此指标体系，于2013 年 4 月上旬和 5 月上旬对北京市属三级甲等公立医院经官方网站对公众进行信息披露的现状进行调查。

在三级指标层面，医院披露数量最多的指标有重点科室简介，专家特长和志愿行医报告，20 家被调查医院均进行了披露。19 个指标未进行披露，包括：院内感染率、不良医疗事件报告、重大医疗纠纷处理结果、大额度资金使用情况、工作时间满意度、工资薪酬满意度、工作强度满意度、医院管理满意度、诊疗流程满意度、诊疗项目满意度、服务态度满意度、医院环境满意度、病床使用率、病床周转次数、出院者平均住院日、人均年业务收入、门诊患者人均费用、人均住院费用、收入情况报告、支出情况报告、结余情况、负债及净资产、志愿行医的资金投入情况。

在医院层面，北京市三甲公立医院平均披露的三级指标数为 25.1 个，披露指标最多的医院披露数量为 33 个，6 家医院披露三级指标数超过 30个；披露指标数量最少的医院披露数量为 12 个，5 家医院披露的三级指标数少于 20 个。

北京市院管局成立后对公众披露的信息有医院质量管理方案、护理技术规程及常规、院内感染率、上级部门投诉方式、患者满意度、负债及净资产等信息。从内容上医院管理局成立后披露的内容注重医疗服务质量、患者满意度、资产等信息，对医院信息披露是非常重要的补充。但是，并没有针对每家医院的披露，如患者满意度为综合评价全部医院患者满意度。

公立医院未向公众披露的信息及经专家评分得到的重要性和可操作性得分如表 5 - 7 所示。从结果来看，目前公立医院尚未建立完善的信息披露机制，专家认为较为重要的院内感染率、医院不良事件发生情况和患者满意度的情况均无披露。

表 5 - 7　医院未向公众披露的信息及经专家评分得到的重要性和可操作性得分[①]

未披露的信息	重要性	可操作性	未披露的信息	重要性	可操作性
院内感染率	3.39	1.78	服务态度满意度	3.73	1.93
不良医疗事件报告 *	3.45	1.62	医院环境满意度	3.64	1.99
重大医疗纠纷处理结果	3.31	1.61	病床周转次数	3.26	2.22
大额度资金使用情况 *	3.21	1.55	人均年业务收入 ※	3.03	1.94
工作时间满意度 §	2.99	1.58	收入情况 §	3.10	1.61
工资薪酬满意度 §	2.96	1.58	支出情况 §	3.10	1.68
工作强度满意度	3.05	1.64	结余情况 *	3.10	1.60
医院管理满意度	3.15	1.66	负债及净资产 §	3.05	1.64
诊疗流程满意度	3.65	1.90	志愿行医的资金投入情况 §	2.90	1.86
诊疗项目满意度	3.53	1.83			

注：§ 指专家评分结果中重要性和可操作性得分均位于后 10 位的指标；※ 指专家评分结果中仅重要性得分位于后 10 位的指标；* 指专家评分结果中仅可操作性得分位于后 10 位的指标。

信息披露情况是反映市场监管水平的重要指标，从目前信息披露的现状来看，医院自身披露的信息多为指导患者就医及医院承担的社会责任方面的内容。医管局主要加强从官方层面信息披露的内容，增加了医疗服务质量和患者满意度方面的指标，对加强对医院的市场监管具有积极的作用，但由于未具体到每个医院，其影响力较弱。总体来看，在医院自身信息及医院管理局对于医院长期发展行为相关指标的披露仍然是欠缺的。

3. 三家典型医院改革前后绩效指标情况

绩效考核是引导医院公益性行为的重要手段。北京市医院管理局成立后重点开展绩效考核工作，2012 年起开始对 21 家市属三级医院进行绩效考核，包括 8 家综合医院和 13 家专科医院。医管局制订医院绩效考核管理办法，设计统一的绩效考核指标体系，结合各医院的特点确定考核目标，并与医院签订绩效任务书，实行年度考核。考核结果与医务人员的薪酬和院级领导的任用挂钩。

吴国安，韩优莉等（2015）以北京市属 3 家专科医院为研究对象，在

---

① 指标构建过程及结果《北京市公立医院对公众信息披露评价指标体系的构建》发表于《中国医院管理》杂志 2013 年第 33 卷第 10 期，第 7 - 9 页。

参考公益性研究相关文献中常用的评价指标的基础上，选取了医疗服务数量、效率、费用负担、质量和患者满意度等方面公益性评价指标进行研究。对比北京市 3 家专科医院实施绩效考核前（2011 年）后（2012—2013年）的变化情况，分析绩效考核对医院公益性的影响。结果显示实施绩效考核两年后，3 家医院服务量有明显增长，费用负担有所下降，服务质量保持较好的水平，但是患者满意度却略有下降[3]。

对公立医院的绩效考核是建立问责机制的基础。从医管局年度绩效考核指标来看，保障公益性是北京市医管局实施医院绩效考核的主要目的和指导原则。考核结果与职工薪酬和领导干部考评挂钩，绩效考核的导向性发挥了作用。从访谈中发现，医院管理者非常重视绩效考核，将医管局对医院的绩效考核要求与医院对科室的绩效考核有机结合起来，更加关注医疗质量和患者的就医感受，控制医疗费用增长，引导科室和医务人员的服务行为。从 3 家专科医院公益性指标的变化，可以看出实施绩效考核后，3家医院的多数公益性指标朝着趋好的方向发展。医院运行效率进一步提高，平均住院日呈明显下降趋势，床位使用率进一步提高或一直保持高位运行。医疗费用增长得到有效控制，门诊均次费用和住院均次费用 2 年来基本保持不增长。医疗质量略有提高，低风险组病例死亡率略有降低或一直为零，医院感染发生率一直保持较低水平。从总体来看，绩效考核起到了较好的导向作用。

从绩效考核后管理者行为的变化和绩效指标的变化可以看出，绩效考核具有明显的导向性，而且医管局严格按照绩效考核结果对市属医院排名，排名的过程在市属医院之间形成了竞争的氛围。访谈中发现，一些医院院长看到本医院满意度下降或满意度排名下降后，立刻组织调研并改进门诊流程以改善患者满意度。

由于指标具有很强的导向性，指标的科学性就至关重要。从绩效考核结果来看，现有绩效考核指标还有不完善的地方。首先，医院的微观运行效率进一步提升空间有限，如床位使用率已处于饱和状态。特别是体现患者就医感受的满意度指标反而略有下降。满意度的下降可能是与 3 家医院提供服务数量增长明显，而医疗资源并无明显改变，就医环境更加拥挤有关。其次，医院公益性绩效指标的排名要与政府的财政投入相结合，也就是说，医院承担公益性的职责需要有相应的政府财政投入作为支撑，在目前医疗价格尚不合理的状况下，真正使患者受益，需要保障相应的财政补助收入到位，两者结合的排名更具有可比性。最后，医院绩效实现状况还要与医院的特点和承担的社会功能结合起来。例如，传染病医院一项重要功能是承担突发公共卫生事件应急处置任务，而承担突发公共卫生事件应急处置任务由于占用一定的医疗资源，往往会降低医疗服务数量和济产服务效率，对于完成常规的绩效考核任务产生不利影响。如果这部分功能任务在绩效考核定量指标中没有得以体现，可能会影响传染病医院承担突发公共卫生事件应急处置任务的积极性。虽然在定性指标中有重点任务落实情况这一指标，并占定性指标总分的20%。但主要考察是否完成上级下达的相关专项任务，如果完成可以得20分，如果没有完成每项扣5分，并没有考虑不同医院接受下达的任务之间的差异，因此，定量指标考核结果要和承担的社会功能相结合进行考虑。

总之，管理体制改革是否促进公立医院管理者行为关键看是否建立起医院管理者自主权和对医院管理者之间的有效制衡，根据北京市公立医院现状，应加强市场监督、政府监督、明确社会功能，才能促进医院关注长期发展指标并改善行为。从公立医院披露的信息来看，医院仍然是注重披露有利信息，避免披露不良信息，医管局仅披露所有医院的满意度结果，对公众披露的信息尚缺乏。信息披露的不完善，难以建立有效的市场监督。医管局将绩效考核与职工薪酬和领导干部考评挂钩，起到了明显的导向作用，对建立问责机制、改善公立医院公益性具有积极的意义。但是，评价指标还是以关注医院发展为主，而对于区域居民健康需求和居民连续性服务及分级诊疗的建立缺乏关注。

（三）管理体制改革对公益性的影响

自 2009 年以后，随着深化医药卫生体制改革的推进，各项改革举措组合出现，难以分离管理体制改革对公益性的影响。为了更明确地考察管理体制改革对公益性的影响，本书选择 2007—2009 年三年北京市市属和各区属二级以上的 70 家医院三年的数据，建立多元回归模型，探讨"公共委模式"和"医管服务中心模式"对公益性的影响。其中，将公益性分为三个方面：一是患者受益；二是投入产出效率；三是资产使用效率。

1. 对患者受益的影响

本书选取了部分可以反映患者受益的指标，包括：确认无法收回的医疗欠费、药品收入占医药收入比重、每诊疗人次收费水平、每诊疗人次收费中药品费、出院者平均医药费用、出院者平均医药费中药品费。以这几个指标分别为因变量，以"公共委模式""医管服务中心模式"为自变量，以是否远郊、固定资产价值、医院级别、平均开放床位、年末在职职工中卫生技术人员数为控制变量分别建立回归模型（见表5-8）。

（1）确认无法收回的医疗欠费与是否远郊区县有一定的相关性（p = 0.07），但是，不同管理模式之间的差异无显著意义。

（2）药品收入占医药收入比重与管理体制、是否远郊、医院级别和开放床位数等因素有关。其中，二级医院药品收入占医药收入比重高于三级医院（p < 0.001）；平均开放床位越多，药品收入占医药收入比重越高（p < 0.001）；另外，远郊区县的药品收入占医药收入比重较高（p < 0.01）。在控制医院地理位置、规模等因素后，"公共委模式"下的医院（p < 0.001）和"医管服务中心模式"下的医院（p = 0.02）药品收入占医药收入比重低于其他管理模式下的医院。而且，"公共委模式"管理下的医院药品收入占医药收入低于其他管理模式下医院的趋势更加显著。每诊疗人次收费中药品费也呈现出"公共委模式"管理下的医院低于其他管理模式下的医院（p = 0.03），与药品收入占医药收入比重指标不同的是三级医院每诊次收费中药品费显著高于二级医院（p < 0.01）。

（3）每诊疗人次收费水平主要与医院级别有关（p < 0.01），不同管理体制下的差异无显著意义。

（4）出院者平均医药费用也主要与医院级别、平均开放床位、固定资产价值等反映医院规模的因素有关，不同管理体制之间差异无显著意义，"医管服务中心模式"下出院者平均医药费用略高于其他医院（p = 0.06）。

（5）出院者平均医药费用中药品费主要与医院级别和是否远郊区县有关，其他因素差异无显著意义。

综上，不同管理模式下的医院在药品收入占医药收入比重和每诊次收费中药品费两个指标上差异具有显著意义，结果显示，"公共委模式"下的医院在这两个指标的控制上优于其他管理模式下的医院。解决"看病难、看病贵"问题是近年来医药卫生体制改革关注的重要问题。对于区县级医院，"看病难"问题并不突出，"看病贵"问题成为政府和老百姓关注的重点。在诸多对于医院绩效考核的指标中药品收入占医药收入的比重这一指标数据的可获得性、指标可考核性均较好，在公立医院改革进程中，这一指标较多地用作加强对医院监管的指标。海淀公共委成立后，设立惠民医院、实行药品收支两条线管理、药品零差率销售、加强绩效考核等举措，对于降低医院药品收入占医药收入的比重具有积极的意义。

2. 对投入产出效率的影响

公益性除了要保障公众受益以外，还要保障较好的投入产出效率。本书选取出院者平均住院天数、管理费用占业务支出的比重、百元医疗收入的医疗支出、百元医疗收入消耗卫生材料、病床周转次数指标，分别以这些指标为因变量，以公共委模式、医管服务中心模式、是否远郊、固定资产价值、医院级别、平均开放床位、年末在职职工中卫生技术人员数为自变量分别建立回归模型（见表5-9）。

（1）出院者平均住院天数主要与是否远郊、固定资产价值、医院级别、平均开放床位、年末在职职工中卫技人员数有关，不同管理体制下的医院差异无显著意义。

（2）管理费用占业务支出比例与是否远郊、固定资产价值、医院级别和年末在职职工中卫技人员数有关，不同管理体制下的医院差异无显著意义。

（3）百元医疗收入的医疗支出与是否远郊、医院级别有关，不同管理体制下的医院差异无显著意义。模型检验也无显著意义。

（4）百元医疗收入消耗卫生材料与固定资产价值、平均开放床位、年末在职职工中卫技人员数有关，不同管理体制下的医院差异无显著意义。

（5）病床周转次数与管理体制、是否远郊、固定资产价值、平均开放床位以及年末在职职工中卫技人员数有关。"公共委模式"显现出更高的病床周转次数。

从总体来看，不同管理体制下的医院在投入产出效率上的差异并不显著，只有在病床周转次数指标显现出"公共委模式"高于其他模式，这也可能与海淀区公共委成立后加强对区属医院的绩效考核有关。

3. 对资产使用效率的影响

公益性除了要保障公众受益以外，还要保障国有资产的使用效率。本书选取固定资产增长率、净资产增长率、百元固定资产医疗收入、资产负债率、病床使用率指标，分别以这些指标为因变量，以"公共委模式""医管服务中心模式"、是否远郊、固定资产价值、医院级别、平均开放床位、年末在职职工中卫生技术人员数为自变量分别建立回归模型（见表5-10）。

（1）固定资产增长率

固定资产增长率与"公共委模式"和固定资产价值有关，"公共委模式"的医院显示出较高的固定资产增长率（p<0.01）。

（2）净资产增长率

净资产增长率与"公共委模式"有关，但模型检验无显著意义。

（3）百元固定资产医疗收入

百元固定资产医疗收入与"公共委模式"、"医管服务中心模式"、医院级别、平均开放床位有关。两种管理模式下百元固定资产医疗收入相对较高。医院级别越高，百元固定资产医疗收入相对较低。平均开放床位越多，百元固定资产医疗收入越高。

（4）资产负债率

资产负债率与医院的级别显著相关性，与管理模式无显著相关性。

（5）病床使用率

病床使用率与是否远郊、平均开放床位和年末在职职工中卫技人员数相关。远郊区县医院病床使用率相对较低（p<0.01），平均开放床位越多，病床使用率相对越高（p<0.01），年末在职职工中卫技人员数越多，病床使用率相对越高（p<0.01）。

从资产使用效率来看，"公共委模式"下医院资产使用效率相对较高。"医管服务中心模式"医院显示出较高的百元固定资产医疗收入。

"管办分开"模式（公共委模式）与"管办合一"模式相比，显现出在费用控制（较低的药品收入占医药收入比重和每诊次收费中药品费的控制）、服务效率（病床周转次数）、负债情况（较低的资产负债率）三个方面的优势。其他方面的指标差异无显著意义。费用控制和服务效率的优势可能与其更为明确和严格的绩效考核机制有关，说明绩效考核指标起到了一定的引导作用。较低的资产负债率可能与管办分开后财政支持力度加强有关。从各项数据结果来看，"公共委模式"与"医管服务中心模式"下的医院药品收入占医药收入比重均低于其他区县的医院，在固定资产使用效率指标上高于其他区县的医院。

四、小结

本章介绍了北京市公立医院管理体制改革中"管办分开"和"政事分开"的三种模式；对比了这三种模式在组织结构、职责分工、投入、支出、监管成本、协调成本及治理机制的差异；并从管理体制对补偿和监管机制，管理体制对管理者行为和管理体制对公益性影响三个角度分别分析了改革的影响。从目前所掌握的资料来看，"管办分开"改革对于提高医院投入和加强对医院的监管起到了积极的促进作用，但是由此带来协调成本的增加及对公立医院管理者自主性的影响，这也成为改革的主要障碍。从治理结构与医院管理者行为的关系来看，在保持（或略降低）现有医院管理者自主性的基础上，加强市场监管、完善问责机制和明晰社会责任是公立医院管理体制改革的主要方向。

表 5-8 北京市医院管理体制与患者受益

因变量	确认无法收回的医疗欠费		药品收入占医药收入比重		每诊疗人次收费水平		每诊疗人次收费中药品费		出院者平均医药费用		出院者平均医药费用中药品费	
	系数	P值	系数	P值	系数	P值	系数	P值	系数	P值	系数	P值
常数	-2468339.01	0.42	67.09	<0.01	260.58	<0.01	186.73	<0.01	7847.30	<0.01	5057.34	0.00
公共委模式	-1850387.65	0.77	-21.48	<0.01	-74.41	0.14	-85.91	0.03	911.96	0.84	-1464.88	0.17
医管服务中心模式	677863.91	0.87	-7.43	0.02	-26.77	0.45	-13.80	0.61	5821.92	0.06	-10.41	0.99
是否远郊	6098278.71	0.07	-8.09	<0.01	-38.47	0.18	-43.69	0.05	455.61	0.86	-1578.46	0.01
固定资产	0.01	0.22	<0.001	0.39	<0.001	0.19	<0.001	0.72	<-0.001	0.05	<-0.001	0.24
医院级别	-3195331.99	0.33	-12.85	<0.01	134.71	<0.01	82.39	<0.01	13228.45	<0.01	2048.68	0.00
平均开放床位	1975.37	0.59	-0.01	<0.01	-0.05	0.24	-0.02	0.48	10.34	0.01	0.63	0.50
年末在职职工中卫技人员数	3809.90	0.15	0.004	0.17	-0.01	0.80	0.002	0.92	-4.43	0.09	-0.16	0.80
n(样本量)	113		180		180		180		177		177	
F值	2.20		8.62		8.53		6.19		6.10		4.54	
P值	0.04		0.00		0.00		0.00		0.00		0.00	

表 5-9 北京市医院管理体制与投入产出效率

因变量	出院者平均住院天数		管理费用占业务支出比例		百元医疗收入的医疗支出		百元医疗收入消耗卫生材料		病床周转次数	
	系数	P值	系数	P值	系数	P值	系数	P值	系数	P值
常数	28.10	<0.01	20.58	<0.01	133.81	0.35	16.05	<0.01	13.51	<0.01
公共委模式	-12.73	0.34	5.13	0.22	157.56	0.57	-1.96	0.56	13.16	<0.01
医管服务中心模式	10.41	0.26	2.12	0.47	79.08	0.68	-2.46	0.30	0.12	0.97
是否远郊	-25.76	<0.01	4.17	0.07	343.32	0.03	2.87	0.14	6.86	<0.01
固定资产	<-0.001	<0.01	<-0.001	<0.01	<-0.001	0.83	<-0.001	<0.01	<-0.001	<0.01
医院级别	19.42	0.02	13.15	<0.01	465.74	0.01	-1.82	0.38	-0.79	0.76
平均开放床位	0.08	<0.01	0.00	0.58	-0.29	0.22	-0.01	<0.01	-0.01	<0.01
年末在职职工中卫技人员数	-0.02	<0.01	-0.01	0.04	-0.09	0.59	0.01	<0.01	0.01	<0.01
n(样本量)	178		178		177		176		178	
F值	11.67		6.17		1.65		24.43		9.20	
P值	<0.01		<0.01		0.12		<0.01		<0.01	

表 5 - 10 北京市医院管理体制与资产使用效率

因变量	固定资产增长率		净资产增长率		百元固定资产医疗收入		资产负债率		病床使用率	
	系数	P值	系数	P值	系数	P值	系数	P值	系数	P值
常数	9.14	0.04	6.57	0.12	55.81	<0.01	31.46	<0.01	68.62	<0.01
公共委模式	33.99	<0.01	18.44	0.03	29.21	<0.01	-8.05	0.10	-6.12	0.36
医管服务中心模式	8.13	0.18	8.47	0.14	13.97	0.02	-2.96	0.39	7.23	0.12
是否远郊	4.80	0.32	6.77	0.14	-8.54	0.08	-2.12	0.44	-7.97	0.04
固定资产	<0.001	<0.01	<0.001	0.29	<-0.001	0.08	<0.001	0.30	<-0.001	0.21
医院级别	0.66	0.90	2.46	0.62	-15.55	<0.01	-16.49	<0.01	-3.62	0.37
平均开放床位	-0.01	0.24	-0.003	0.67	0.02	0.02	-0.001	0.89	0.02	<0.01
年末在职职工中卫技人员数	-0.01	0.31	<-0.001	0.92	0.01	0.06	<-0.001	0.97	0.01	<0.01
n(样本量)	179		180		178		180		179	
F值	3.98		1.05		6.80		5.53		9.30	
P值	<0.01		0.40		<0.01		<0.01		<0.01	

参 考 文 献

［1］马云涛. 北京市海淀区社区卫生服务"管办分离"的管理模式实践研究. 南昌大学硕士毕业论文，2012.

［2］Alexander S. Preker，April Harding. Innovations in Health Service Delivery-The Corporatization of Public Hospitals ［M］. The World Bank，2003.

［3］吴国安，韩优莉，王君丽，安军，许绍发. 绩效考核对传染病医院公益性的影响研究——以北京市 3 家传染病医院为例. 中国医院，2015，19（1）：22－23.

第六章

公益导向的公立医院法人治理改革研究——基于北京市的调查

2012 年 5 月中共北京市委办公厅、北京市人民政府办公厅印发《北京市公立医院改革试点方案》的通知，标志着北京市公立医院改革试点工作的全面启动。建立以理事会为核心的医院法人治理结构是其中的重要组成部分。2012 年 7 月 5 日和 16 日，北京市医管局分别在朝阳医院和友谊医院成立理事会。本书于 2011 年 10 月至 2012 年 7 月对北京市公立医院治理现状、管理行为的现状进行了调查，调查期间北京市公立医院法人治理结构改革政策刚启动，其结果可认为是对治理变革前状况的分析。由于北京仅在两家医院开展法人治理结构改革试点，且多项公立医院改革措施同步推进，难以采用前后对照等方法量化分析改革带来的变化。因此，本书主要从理事会绩效和利益相关者分析方面探讨改革的影响。首先，理事会作为公立医院法人治理结构的核心和最高决策机构，它的运行效率高低直接影响着公立医院法人治理结构改革的成效。本书通过建立符合公立医院特点的理事会绩效评价体系，以期对理事的行为进行引导、矫正和激励约束。其次，以试点医院为例，分析改革后决策权、市场开放度、剩余索取权、问责、社会功能明晰的变化。再次，通过利益相关者访谈，分析这项改革面临的动力和阻力，从而试图回答法人治理结构改革未能大范围推进的原因。最后，基于现状、改革进程和改革带来的变化，提出公益导向的公立医院法人治理改革模式和路径选择。

一、北京市公立医院治理结构和管理行为现状

（一）北京市公立医院治理结构现状

治理结构改革的实质是调节 5 个方面的变化：决策权的配置、剩余索取权的分配、市场开放的程度、问责机制和社会功能[1]。在此基本框架下设计适合北京实际情况的公立医院治理结构（政府和医院关系）与医院管理行为（内部管理）现状调查问卷，对北京市 51 家医院进行调查。治理结构状况包括 5 个维度 20 个问题①，从这 5 个方面调查北京市公立医院治理结构的现状，为公立医院法人治理结构改革政策的完善提供依据。具体调查对象和方法参见第一章研究方法部分。

1. 决策权现状

公立医院的决策权现状采取 5 分制，1 分表示"医院无决定权"；5 分表示"完全由医院决定"，分值越高表示医院院长决策权越大。通过 8 个方面来测量决策权：医院发展目标和任务的确定（3.79 ± 0.85）、医院购买设备选择供应商（3.46 ± 1.28）、院领导薪酬的确定（2.98 ± 1.44）、职工薪酬的确定（3.25 ± 1.34）、削减非正式职工（4.21 ± 1.14）、聘任正式职工（3.44 ± 1.21）、解聘正式职工（2.47 ± 1.28）、医院内部管理规范的确定（4.27 ± 0.8）。除院领导薪酬的确定和解聘正式职工两个指标外，其他 6 个方面的决策权均属于中等程度及较高程度。北京市 2009—2011 年尚未启动公立医院法人治理结构的改革，但在管理体制和支付制度等方面进行了一些初步的改革，这些改革措施也可能影响医院的决策权。调查发现多数医院认为在人事自主权和经营管理自主权方面无变化。有 61.8% 的医院认为在确定医院战略发展目标的自主权方面稍微改变或显著改变。财务状况也普遍认为有所改善。

2. 市场开放度

市场开放度通过 3 个方面来测量：医院年度财务和绩效信息披露的对

---

① 此部分最初研究结果发表于《中国医院管理》杂志 2013 年第 33 卷第 2 期，第 10 – 12 页。研究对象、调查方法和调查结果详见该文章，本部分仅就结论部分展开讨论。

象、医院年度财务和绩效信息对外披露情况、新医疗服务项目的准入。目前，公立医院年度财务和绩效信息较少对外披露。大多数医院年度财务和绩效信息向上级部门报告并向医院中层以上管理人员公开。也有超过一半的医院向医院全体职工公开，主要通过职工代表大会的方式。向患者和社会公开的医院所占比例很小。从对外披露的程度来看，58.8%医院不对外部披露信息，39.2%的医院会将部分专门信息对社会披露。从新医疗服务项目的准入情况来看，88.0%的医院认为有严格的规制，也有12.0%的医院认为是中等程度的规制。改革开放后的公立医院改革使公立医院具有了较强的自主权，或者说公立医院必须通过向市场上提供服务获得收入而不能依赖于政府的财政补助。北京市市属公立医院财政补助收入占医院收入的比重不足20%。从这一角度来看，公立医院依赖于市场，因而市场的开放程度较高。但是，从另一个角度来看，调查中涉及的信息披露情况、要素购买等方面显示出较低的市场开放程度。

3. 剩余索取权

公立医院剩余索取权从对医院收支结余的安排和对医院利用市场进行融资的规制情况调查。34%的医院管理者认为结余/亏损全归医院，有40%的管理者认为医院有中等程度或较高程度的决策权，26%的管理者认为医院有较低程度的决策权或完全由上级主管部门决定。96.1%的医院认为对于医院利用市场进行融资有着严格的规制，仅有3.9%的医院认为对于医院利用市场进行融资有着中等程度的规制。

4. 问责机制

此部分考察了医院内部审计、独立外部审计、社会公众参与医院监督的情况。58.0%的医院有内部审计对医院的部分功能进行审计，42.0%的医院内部审计对医院的全部功能进行审计。81.7%的医院有独立的外部审计对医院的部分或全部功能进行审计，18.4%的医院没有独立的外部审计。多数医院有社会公众参与医院的监督，但多数医院没有社会公众参与医院监督的明确政策和规定，社会公众参与医院监督并没有成为常规性的状态。

5. 社会功能

公立医院的公益性要求医院承担一定的社会功能，政府对其承担的社会功能给予补贴。从调查来看，49.0%的医院认为政府（或上级主管部门）和医院之间有明确的公共卫生服务的规定、协议或合同，31.4%的医院认为部分有，19.6%的医院认为没有明确的规定。对于提供公共卫生服务补贴的情况，86.0%的医院管理者认为补贴小部分，有8.0%认为完全没有补贴。其他社会功能，如医疗救助、教学和科研等方面，41.2%的医院认为有明确的规定、协议或合同，47.0%的医院认为部分有，11.8%认为没有明确的规定。对于其他社会功能补贴的情况，80.0%的医院认为仅补贴一小部分。

调查结果显示目前北京市公立医院具有较高程度的决策权，较高程度的剩余索取权，而市场开放程度、可问责性和社会功能的明晰程度较低（见图6-1）。调查中涉及的信息披露、要素购买等方面较低的市场开放程度，与对公立医院的可问责性是一致的，意味着市场监督的缺失。对于社会功能，政府部门也缺乏明晰的任务要求、匹配的经费支持及相应的监督和约束。这就为我们呈现了目前公立医院治理结构的完整状况，即医院自身决策权和剩余索取权较高，但与之相对应的监管和对应承担社会功能的明晰程度不足。目前的治理结构对公立医院激励机制和监督机制的不匹配，可能是导致目前公立医院偏离公益性的关键原因。

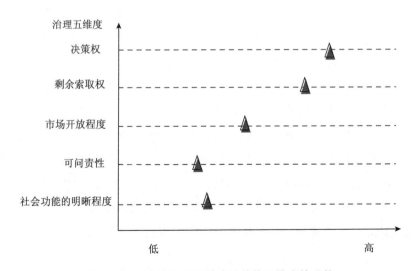

图6-1　北京市公立医院治理结构五维度的现状

（二）北京市公立医院管理行为现状

公立医院法人治理结构改革的主要目的是解决目前公立医院治理中存在的委托代理问题。这一改革措施作用于医院，其成功的关键在于医院管理者是否采取积极的行为（这里称其为管理行为）促进公立医院绩效目标的实现。治理结构改革的实质是调节 5 个维度的变化从而影响医院管理行为，医院管理者行为（内部管理）分为 6 个方面：筹资、营销、人力资源、购买程序、经营管理战略、医疗管理战略[1]，行为的分析和测量从这 6 个方面进行分析。医院管理行为调查问卷包括上述 6 个方面 38 个指标，考察医院高层管理者对这 38 个指标熟悉程度以及是否通过评估这些指标来改善管理①。具体调查对象和方法参见研究方法部分。

1. 财务管理

调查了医院高层管理者对 17 个财务管理指标熟悉和使用的情况。从调查结果来看，管理者对不同财务管理指标的熟悉和使用程度差异较大。在财务指标中，多数医院的医院管理者经常使用医院收入和支出情况的指标（70% 以上）；其次是科室盈亏和成本相关指标（50% ~ 70%）。一半以上医院管理者不经常使用的指标包含：医院运营目标、长期发展运营资金、固定资产状况、应急储备资金、负债，及不同支付方式下的成本测算方法。可以看出，公立医院的管理者对收入类指标的熟悉和使用程度高于成本类指标；对短期收支类指标的熟悉和使用程度高于长期发展类指标的倾向，这可能与政府部门缺乏相应的要求和监督有关，同时也反映了目前医院管理者职业化程度不高。

2. 服务营销

服务营销是从患方的角度评价医院业务运行情况及发展的潜力。大多数公立医院建立了患者投诉处理机制，并经常调查患者对医院的总体满意度。但是，接近一半的医院并不进行患者的需求评估和了解医院目标服务人群的信息。这与北京地区大型综合或专科医院的技术优势有关，多数医

---

① 此部分最初研究结果发表于《中国医院管理》杂志 2013 年第 33 卷第 2 期，第 13 – 15 页。研究对象、调查方法和调查结果详见该文章，本部分仅就结论部分展开讨论。

院处于"被动"提供服务的状态，缺乏主动地从患方角度分析医院长期发展潜力的积极性。

3. 人力资源管理

人力资源是医院发展的核心要素。目前，多数公立医院的医院高层管理者关注职工的选拔、晋升和奖励，而对于员工培训、工作环境设计及职工工作效率的关心程度较低。

4. 生产资料采购

管理者对生产资料购买相关指标的熟悉和使用情况略低于其他5个方面。在生产资料的购买中，多数医院管理者经常确定购买设备及服务选择的标准，但较少关注购买的设备或材料的使用率及成本效果指标。

5. 战略管理

战略管理是将组织的战略规划和运营执行结合起来的管理过程，调查了目标确定、目标的分解与沟通、根据目标调整资源分配和根据目标达成度改善管理四个问题。结果显示，多数公立医院管理者制定发展目标，并比较注重将目标分解并传达给员工（70%以上）。而根据目标调整资源分配以及根据目标达成度改善管理的医院相对较少。接近一半的医院没有形成完整的战略管理体系。

6. 医疗管理

医疗管理关注医院服务患者的医疗行为，通过对医疗服务产出的评价来改善临床服务，是医院发展的核心内容。多数医院的管理者熟悉并经常考量患者对医疗服务的满意度、医疗事故和差错发生率，以及检查检验手段的安全性和准确性（70%以上）；但是，较少的医院关注医疗服务的成本效果，以及不同治疗手段对患者生命质量的影响（50%以下）。一半以上的医院停留在"不出错、不出事"的管理层面，未能关注医疗服务对患者健康的影响。

医院的管理行为是医院管理者对治理结构变革的反应，在目标明确的情况下，积极的管理行为是医院达到绩效目标的前提。持续改善和高质量的管理是良好治理的主要原则之一[2]。从调查数据来看，北京市大型医院管理者对部分财务指标的熟悉程度较低，对医院收入支出、医院发展目标、患者满意度、医疗事故差错发生率等指标利用率较高，但对于成本相关指标特别是不同支付方式下成本核算方法，以及效率、效果相关指标的熟悉程度和使用程度均较低（见图6－2）。医院管理者对短期发展的关注度好于对医院长期发展相关指标的关注度，医院管理者职业化程度较低。这也体现了目前公立医院的治理结构未能激励医院管理者从医院长远发展角度考虑医院的管理，以及关注公立医院资源使用效率和效果。公立医院的改革要考虑公益性和积极性的均衡发展，在公立医院拥有充分自主权的前提下，实现公立医院的决策权、执行权与监督权的独立与相互制衡。通过对管理行为的监测可以反映治理结构带来的激励机制和约束机制作用程度，从而不断完善改革的方案。

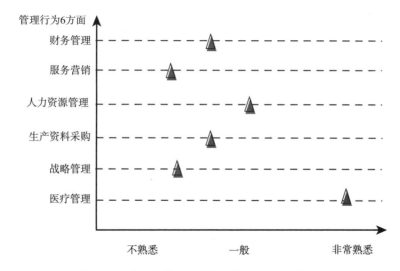

图6－2　北京市公立医院管理行为六方面的现状

二、以理事会为核心的北京市公立医院法人治理结构改革进展

（一）改革方案

2012年5月18日，北京市召开公立医院改革试点启动暨医改工作会议发布中共北京市委办公厅、北京市人民政府办公厅关于印发《北京市公立医院改革试点方案》的通知，改革主要内容包括以下5个方面：

1. 建立理事会制度，完善公立医院决策机制

医院成立理事会，由内部理事和外部理事组成。市医管局按照干部管理的有关规定任免理事长，选聘或解聘理事。党委书记和理事长可以由一人担任。理事长作为医院的法定代表人。

理事会执行市医管局的决定，按规定向市医管局报告重大事项和信息，接受市医管局的考核和监督，考核结果与理事长的奖惩挂钩。理事会负责医院的改革与发展，制订医院发展计划和财务、人事、分配等基本管理制度，决定医院年度运营目标，按规定履行医院重大决策、重要干部任免、重大项目投资、大额资金使用等事项的决策职责。

2. 推进院长职业化建设，完善公立医院执行机制

执行院长负责组织实施理事会决议，主持医院运营管理工作；拟订内部机构设置方案和基本管理制度，制定具体规章；建议理事会聘任或解聘副院长，决定聘任或解聘管理权限内的工作人员；按医院基本管理制度的规定行使财务审批权、考核分配权、员工奖惩权。

医院院长和副院长由理事会按有关规定聘任或解聘。逐步推进院长专业化、职业化建设，探索实行公开竞聘和年薪制。院长实行任期目标责任制，由理事会与院长签订任期目标责任书，实行年度和任期绩效考核，考核结果作为院长评价、薪酬确定和职务任免的重要依据。

3. 建立监事会制度，完善公立医院监督机制

市医管局成立监事会，派驻监事对公立医院运行管理和院长履职情况进行监督；建立总会计师制度，向医院委派总会计师；根据需要委托中介机构审计医院年度财务报告，维护出资人和患者合法权益。

试点医院发挥职工代表大会的作用，健全民主决策和内部监督制度。完善信息公开制度，主动接受社会监督。

4. 建立灵活的用人机制，职工实行合同管理制度

合理确定试点医院人员编制控制数，医院在编制控制额度内自主定员、按需设岗。医院员工实行全员聘用、合同管理、按岗定薪、岗变薪变。探索建立灵活的用工制度和工资总额动态调整机制，积极推行医师多点执业和医院后勤人员社会化管理，使医院职工能进能出、能上能下，人才合理使用，有序流动。

5. 建立激励约束机制，实行绩效考核制度

市医管局建立以公益性为核心的公立医院绩效考核制度，围绕社会评价、运行效率、发展实力和内部管理四个方面，患者满意度、预约挂号率、医生日均门诊接诊数量、平均住院天数、诊断符合率、抗生素使用不合格发生率、院内感染发生率、次均费用增长率、医疗纠纷发生率、成本控制率等十项核心指标，对医院进行考核评价。医院内部实行逐级绩效考核，考核结果与科室和员工的收入分配、职级晋升挂钩。

（二）以理事会为核心的北京公立医院法人治理结构改革具体做法

2012 年 7 月 5 日和 16 日，北京市医管局分别在朝阳医院和友谊医院正式成立理事会，启动了法人治理结构改革试点。

1. 建立法人治理组织结构

（1）建立理事会

医院成立理事会，由内部理事和外部理事组成。原医院院长担任党委书记和理事长。理事长为医院的法定代表人，由市医管局任命。北京友谊医院理事会由 9 人组成，由 1 名理事长、4 名内部理事、4 名外部理事构成。内部理事包括执行院长、副院长、工会负责人（内部职工代表）、专家代表；外部理事包括记者、律师、服务对象和所在街道办事处代表。北京朝阳医院理事会由 7 人组成，由 1 名理事长、3 名内部理事、3 名外部理事构成。内部理事包括执行院长、专家代表和党委副书记兼纪委书记；外部理事包括医院管理专家、律师和社区居民代表。两家医院理事会中的外部理事都来自医院外部，并且零薪酬履职。

（2）聘任执行院长

理事会聘任执行院长和副院长，组建医院执行层。执行院长试用期为一年。

（3）医管局派驻监事

2012 年 8 月，北京市医管局成立监事会，向两家试点医院派驻 2 名监

事。监事会编制 10 人，初期人数为 3 人。监事会作为监督层，对医院运行管理和院长履职情况进行监督；建立了总会计师制度，向医院委派总会计师；并根据需要委托中介机构审计医院年度财务报告，维护出资人和患者合法权益。

2. 明晰决策、执行和监督层的职责分工

医院理事会是决策层，负责医院改革与发展，制订医院发展规划、年度计划和财务、人事、分配等基本管理制度，履行医院重大决策、重要干部任免、重大项目投资、大额资金使用等重大事项的决策职责。执行市医管局的决定，按规定向市医管局报告重大事项和有关信息，接受市医管局的考核和监督。实现了决策主体由院长负责制向理事会制度转变，决策模式由医院内部封闭决策向开放模式转变，决策立场由聚焦医院发展到综合考虑政府、群众、医院、医护人等各方利益的转变。

执行层由执行院长和副院长组成，负责组织实施理事会决议，主持医院运营管理工作；拟订内部机构设置方案和基本管理制度，制定具体规章；建议理事会聘任或解聘副院长，决定聘任或解聘管理权限内的工作人员；按医院基本管理制度的规定行使财务审批权、考核分配权、职工奖惩权。执行院长作为执行层的负责人，与传统院长负责制下集决策和执行于一身的院长不同，主要负责组织实施理事会各项决议，主持医院运营管理工作，更强调执行力。

监事会是监督层，对公立医院运行管理和院长履职情况进行监督。

3. 法人治理运行机制

（1）初步建立理事会决策制度

医院理事会作为决策主体，理事的代表性、多元性和独立性更加突出，改变了以往医院领导班子的单一决策主体结构。理事们在不同角度对医院的发展献计献策，特别是外部理事们能够从社会和患者角度积极参与决策，突现出决策的科学性。两家医院均通过理事会会议完善理事会制度，讨论医院重大决策.

北京朝阳医院通过召开理事会会议，制定实施了《北京朝阳医院理事会章程（草案）》、《北京朝阳医院医改试点实施方案》、《北京朝阳医院中

层干部选拔任用规定》等制度；研究并确定聘任执行院长；研究确定理事会秘书。理事会根据理事长提议，按照干部管理有关程序经市医管局批准，组成医院的执行机构。医院运营管理实行执行院长负责制，理事长与执行院长签订任期目标责任书。

北京友谊医院通过召开理事会会议，制定实施了《医院理事会章程》、《北京友谊医院理事会议事规则》、《北京友谊医院管理决策议事制度》、《北京友谊医院关于绩效考核及分配制度》等，并完善议事规则、决策方式和工作程序；聘任了执行院长和副院长；审议通过了医院改革进展情况、财务运行情况、人力资源管理情况、绩效考核分配方案等工作情况；确定了医院工作思路，年度工作计划和财务预算与决算；批准百万元以上大额资金项目。

（2）试点医院执行力得到强化

两家试点医院执行层在理事会的领导下，工作重心主要集中于医院微观管理，推进医改任务落实等方面。先后开展医药分开试点，取消药品加成，设立医事服务费。组建"北京朝阳医院医疗服务联盟""北京友谊医疗共同体"，建立医疗、康复、护理相互衔接、相互补充的一体化医疗服务体系，提高医院优质医疗资源的使用效率。服务质量和运行效率不断提高，在市属公立医院2012年度首次绩效考评中，两家试点医院绩效考核等级均为A类（90分及以上）。2015年22家市属医院绩效考核成绩单中，两家试点医院综合排名位居前五名。

（3）基本形成监事会工作办法

《北京市医院管理局监事工作暂行办法》编制工作基本完成，监事会的主要职责、工作任务、人员组成，监事的任职条件、任免程序、日常管理和工作要求基本明确。医管局还邀请市国资委监事会相关人员对派驻监事进行工作指导。监事通过列席试点医院理事会会议，对理事会的审议和决策事项进行监督。

（4）实行绩效考核制度

2012年市医管局对市属医院试行绩效考核，突出公立医院公益性的发展方向。与市属 21 家①三级医院签订《2012 年度绩效考核任务书》，每季度对各医院的绩效考核指标进行收集、汇总和分析，推进实时监控的绩效管理，定期向社会公布，并动态调整部分指标，促进市属医院提升管理水平。为了让绩效考核发挥"指挥棒"的作用，以市财政局批复的"绩效考核奖励性绩效工资"项目资金为总额，建立绩效考核激励约束机制，考核结果同奖励资金分配挂钩。

（三）以理事会为核心的北京公立医院法人治理结构改革特点

1. 改革的成效

（1）在管办分开的基础上推动法人治理结构改革

按照《北京市公立医院改革试点方案》，市卫生局负责"管行业"，市医管局负责"办医院"，代表市政府履行公立医院出资人职责。"管行业"与"办医院"的适度分开为推进公立医院法人治理结构和建立现代医院管理制度打下了良好的基础。

（2）试点医院已经建立了完整的法人治理组织结构

友谊医院与朝阳医院已经建立了以理事会为决策核心、执行院长为执行核心的现代医院治理架构。由理事会、执行层、监事会组成的主要组织机构已经建立完成，确保了试点医院法人治理在组织结构层面的完善。

（3）初步形成决策权、执行权和监督权三权分立机制，实现决策机制转变

以理事会为核心的医院法人治理结构，实行理事会制度、执行院长负责制和监事会制度为核心，决策、执行、监督相互分工、相互制衡的现代医院管理运行模式已经基本建立。

时任北京市卫生局局长方来英总结两家医院的理事会使医院决策机制实现三个转变[3]：一是决策主体的转变，由相对单一的院长负责到结构多元的理事会制度，突出民主；二是决策模式的转变，从医院内部相对封闭的决策模式转变为由外部服务对象参与医院决策的主动开放的模式；三是

---

① 北京市医管局成立之初有 21 家市属医院，2014 年清华长庚医院加入后成为 22 家，调研时多在 2014 年之前完成，故为 21 家。

决策立场的转变，由聚焦医院发展到综合考虑政府、群众、医院、医护人员等各方利益。

（4）以理事会为核心的法人治理机制体现了公立医院的公益性

为了更好地体现公立医院的公益性，外部和内部理事的结构设置兼顾了公立医院的公益性和医院发展的可持续性。一是外部理事参与医院决策，使医院决策对社会公众更具透明性。二是外部理事作为服务对象参与医院决策，使医院决策更具公益性。外部理事在参与医院重大决策时，侧重考虑患者与公众的利益，突出医院社会服务职能，体现医院的公益性。三是理事人员身份和知识结构的多元化，使医院重大决策更具科学性。

（5）执行院长的执行力得到加强

试点医院实行法人治理结构下的执行院长负责制。与传统院长负责制下集决策和执行于一身的院长不同，执行院长负责理事会各项决策的执行落实，负责组织实施理事会的各项决议，主持医院运营管理工作，强调执行力。同时理事会和监事会对执行院长执行决策的过程和效果进行考核和监督，确保理事会的决策得以有效落实。

（6）改革波动较小，保证平稳过渡

北京市公立医院法人治理结构改革在一家医院成立一个理事会，理事长兼任党委书记和法人代表，理事长均为医院原来的院长来担任。这种方式顾及了公立医院党的领导、法人代表的角色等方面的问题，也保障了公立医院改革的平稳过渡，使公立医院不会因为人事的变动而影响医院的正常运行。而执行院长从医院内部或外部选聘，使医院在管理层面有新的变化。从对试点医院部分职工的访谈中，认为"还和以前一样"，可以看出目前法人治理结构的改革对日常管理工作并没有大的影响。

北京市在朝阳医院和友谊医院实施的法人治理结构改革经过了北京市反复的研讨和修改，最后所选择的改革模式对利益相关群体的利益触动较小，而且符合现行的管理体制，总体上保证改革平稳推进。这种模式也在一定程度上推动了医院管理模式和人事制度改革的深化。但是，这种改革模式运作过程和效果还需进一步的观察和评价。

2. 运行中的一些问题

（1）医管局、理事会和执行层的职责需进一步明确。《北京市公立医院改革试点方案》中提到理事会具有医院重大决策、重要干部任免、重大项目投资、大额资金使用等事项的决策职责,但并没有明确"重大"的范围,使在市医管局及理事会的职责权限存在交叉。例如,访谈中了解到"市医管局党委提出执行院长的建议人选,并向医院理事会推荐,理事会只是执行,走程序"。同时,由于理事会建在医院层面,决策层和执行层距离太近,管理层级没有拉开,导致在具体工作中仍不同程度的存在决策层直接参与医院日常管理和运营等现象。此外,《北京市公立医院改革试点方案》中提到执行院长决定聘任或解聘管理权限内的工作人员,按医院基本管理制度的规定行使财务审批权,但并没有明确执行院长的具体权限范围。权责范围的不明确,使执行院长在日常工作中的管理范围模糊,从而引起职责交叉。

(2)理事会成员的组成和决策能力需进一步完善。现阶段,外部理事对医院的运营和管理处于了解阶段,对医院的具体管理内容需要进一步加强。因此,在参与医院的决策时,只能部分发挥外部理事的作用。试点公立医院完全由政府出资,作为产权人的代表市医管局负责理事会成员的任免和考核,因此理事会的决策上基本体现政府的意愿,缺乏其他方面的制衡。

试点医院法人治理改革前后比较(见表6-1)。

表6-1 试点医院法人治理改革前后比较

指标	试点医院 (法人治理改革前)	试点医院 (法人治理改革后)
治理结构	党委领导下的院长负责制	医院层面成立理事会,由内部理事和外部理事组成。理事会聘任执行院长和副院长,组建医院执行层。医院管理局派驻监事
治理机制	决策和执行没有分开,监督弱化	实行理事会制度、执行院长负责制和监事会制度,决策、执行、监督相互分工、相互制衡的权力运行扁平化管理;医院职工合同管理、绩效考核制度、激励和约束机制基本建立

续表

指标	试点医院 （法人治理改革前）	试点医院 （法人治理改革后）
决策权	医院领导班子的单一决策主体；医院内部封闭的决策模式；决策立场主要聚焦医院自身发展	医院决策权受到一定限制，决策主体是内外部理事构成的理事会，理事会集体决策；决策模式开放；综合考虑政府、群众、医院、医护人员等各方利益
市场开放度	无变化	无变化
剩余索取权	无变化	建立绩效考核激励约束机制，以市财政局批复的"绩效考核奖励性绩效工资"项目资金为总额，考核结果同奖励资金分配挂钩
问责	卫生局监管，职工代表大会内部监督，社会监督	问责加强，派驻监事并列席理事会会议，对医院决策层、执行层履职情况检查，加大对医院规范运行的监督；职工代表大会内部监督；基于信息公开的社会监督
社会功能明晰	相关政策文件的规定	制定了《北京市市属医院年度绩效考核办法（试行）》，核心指标突出公立医院公益性，医管局与市属医院签订《绩效考核任务书》

三、法人治理结构改革试点公立医院理事会绩效评价

理事会作为公立医院法人治理结构的核心和最高决策机构，它的运行效率高低直接影响着公立医院法人治理结构改革的成效。通过建立符合公立医院特点的理事会评价体系，可以对理事的行为进行引导、矫正和激励、约束，提高理事履职能力和动态胜任能力，是实现出资人职责真正到位的需要，也是公立医院实现科学决策和确保公益性的重要保证。

（一）理事会绩效评估的目的

理事会是医院决策的核心层，公立医院公益性的回归，要求公立医院

理事会不断完善自己，提高绩效。理事会评价目的属于一个多目标决策，理想的公立医院理事会评价体系应该能够至少达到以下三种目的：第一，通过评价达到控制、监督或约束的目的；第二，通过评价达到组织自身改进、学习和发展的目的；第三，通过评价达到与不同利益群体沟通的目的。从绩效评估的目的性来看，绩效评估的本质在于发现问题及在发现问题基础上的改进，也就是说，其本质应该是一种"纠错"机制。

（二）理事会绩效评估的依据

1. 理事会的职能

理事会的职能是评估理事会的依据。从企业实践来看，董事会的职能各有侧重，但基本上都强调监督管理层和进行战略决策两大功能，包括监督管理层、提供企业运营的指导方针和修正错误。也有学者指出董事会的职能除了监督控制职能和战略领导职能之外，还包括了人力资本职能[4]。从非营利组织理事会职能的研究来看，监督是非营利组织理事会一项重要的职能，阿克塞尔罗德（1994）对非营利组织理事会职能的类型进行了研究，理事会职能分为：确定任务和宗旨、选择和支持高层管理者、评价管理者工作、组织规划、审批和监管组织的项目和服务、财务管理、争取财政资源、树立组织的公众形象、理事会建设[5]。格林和格里斯哥（1996）等通过问卷调查发现，理事会的职能可归纳为制定政策、规划战略、评估项目、确定董事会遴选及任期、促进董事会的发展、选择和评价高层管理者、管理财务、进行社区互动、解决争议[6]。英格利斯（1999）通过对54个非营利组织的242人的问卷调查发现，非营利组织理事会应该承担回应社会需求、确保组织使命与愿景、制订和评估中长期计划和总体战略、制定政策、发展合作伙伴、评价执行理事、制定年度预算、筹集资金、制定具体计划和服务等14个方面的职能[7]。

从理事会职能的发展来看，随着时间及内外部环境的变化，早期理事会比较关注组织的内部环境，主要担负监督的职能，负责监督组织的运营、理事会成员能力和专业、选择和支持高层管理者，其关于组织外部的职责则主要是回应社会关切，对相关部门负责，履行信息披露职能[8]；随着非营利组织对效率和运营的进一步关注①，理事会对组织需要担负战略决策职能，确定非营利组织的使命与愿景、制订和评估中长期计划和总体战略、决定重大事务，而对外部则主要担负关系职能，营造与外部的友善关系，保证组织发展能够得到所需的资源，与所在社区和谐共融，尤其是近年来利益相关者理论的逐步兴起，人们开始强调其他利益相关者的利益并广泛关注社会责任，这也使理事会关系职能的范围不断拓展，理事会通过营造对利益相关者的友善，最终形成一种相互的关系价值[9]。理事会的职能问题不在于它的范围而在于它的重点，监督职能、战略决策职能、信息披露以及关系职能这四者并非相互矛盾不能共存的问题，而在于谁是重点而已。

医院理事会是医院的常设权力机构和医院的最高决策机构，是医院法人治理结构的主体，代表出资人和社会公共利益，行使医院的重大决策权。在《北京市公立医院改革试点方案》中规定理事会执行市医管局的决定，按规定向市医管局报告重大事项和信息，接受市医管局的考核和监督，考核结果与理事长的奖惩挂钩。理事会负责医院的改革与发展，制订医院发展计划和财务、人事、分配等基本管理制度，决定医院年度运营目标，按规定履行医院重大决策、重要干部任免、重大项目投资、大额资金使用等事项的决策职责。从北京市对公立医院理事会职能的界定，综合非营利组织理事会职能的发展演变，可以看出目前公立医院理事会主要应该发挥的职能是战略决策、关系职能、监督职能、社会责任信息披露职能。对于理事会绩效评价的指标确立，主要依据理事会的四大职能设立。在战略方面，理事会作为治理体系的核心是重大战略规划和重要决策的制定者；在监管方面，主要是对组织计划执行情况的监管；在对外关系方面，则主要是处理好组织与公众之间的关系，更好的发挥非营利性组织的公益性；信息披露，则是要满足加强公众和政府部门对组织的信息公开需要，包括运行信息，更包括社会责任信息披露。

---

① 非营利组织不意味着不盈利，非营利仍然致力于"做善事"，但是他们意识到好的意图不能代替管理与领导，不能代替责任、绩效和成果。德鲁克，哈佛商业评论，1989.

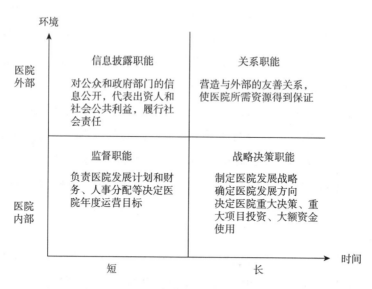

图 6 – 3　医院理事会的四大职能

2. 理事会结构

理事会能否有效履行自己的职能很大程度上受理事会的结构影响，作为理事会职能履行的载体，理事会结构的合理性具有重要的影响。理事会结构主要指理事会的规模，以及组成要素及要素相互之间的关系，可以表现为人员结构、职能结构以及知识结构。

（1）理事会的规模

理事会的构建是实施理事会治理的前提，理事会规模是影响医院治理效率的重要因素。根据美国医院协会（American Hospital Association，AHA）的指引，医院理事会应当具有一定的规模，能够满足成员能力多样化的要求，以便其履行职责；同时也应当有所限制，以实现积极的讨论、及时决策和保持团队精神。按照 AHA 的建议，医院理事会一般 9～15 人为宜，但实际情况一般在 15 以上[10]。Lee 等学者使用 AHA 的 2005 年医院治理调查表对 1334 家医院调查结果显示，美国医院理事会成员平均为 18.4 人[11]。理事会规模主要考虑对医院决策的影响、对管理层的监管作用、对组织目标的影响和利益相关方[10]。

（2）理事会的结构

理事会能否有效履行自己的职能很大程度上受理事会的结构影响，作为理事会职能履行的载体，理事会结构的合理性具有重要的影响作用。理事会结构一般上指的是理事会的组成及其相互之间的关系，可以表现为人员结构、职能结构以及知识结构。

①理事会的人员结构

组织成员的结构会对组织绩效产生影响，非营利组织理事会成员的年龄、性别等特征与理事会的绩效密切相关[12]。理事会成员的能力、经历及其社会关系对理事会绩效具有积极影响，有能力的理事的加盟与理事会绩效的改善存在一致性[13]。

②职能结构

领导结构。主要是指理事长和执行院长的关系，CARVER 治理模型①中指出理事长（CGO）作为"理事会运行的守护者"，起着确保理事会的流程的完整性和目标完成的作用。首席执行官（CEO）作为"理事会绩效的守护者"，是理事会决策的最终执行者。CGO 和 CEO 都有做决策的权利，但是他们的权利都在理事会之下，受理事会决议的限制。CEO 对理事会整体指令负责，不对单独成员命令负责[14]。两者的权利和作用是分开的，这种明确区分可以有效地避免由角色重叠带来的职责模糊或者权力争议。

理事会的委员会结构。在比较成熟的市场环境中，企业为了提高董事会的有效性，通常在董事会下设立某些专门委员会，如审计委员会、薪酬委员会、提名委员会，以及预算与筹资委员会等。在美国的医院法人治理模式中，监督职能多是由审计委员会履行的[10]。审计委员会由理事会任命对理事会负责，进行独立管理，属于治理内控机构。

③知识结构

理事要"理事"，至少应该是某一方面的专家，理事多样化的职业背景不仅体现了利益相关者的要求，而且有助于理事会对复杂专业化的事务

---

① CARVER 治理模型提供了一个概念层面上的管理体系，所有者位于权利等级的最顶端，对所有者负责的是理事会，对理事会负责的是首席执行官（CEO）和下属部门。在理事会中，首席治理管（CGO）以领导理事会的方式服务于理事会。对于理事会来说，CEO 是所有经营部门的缩影，对于 CEO 来说，理事会是所有者的化身。John Carver, Miriam Carver. The Policy Governance Model and the Role of the Board Member ［M］. Jossey–Bass, 2009.

做出正确决策和保证医院公益性。适当职业背景的理事参与治理是实现医院治理目标和治理效果的保障[7]。因此，在选择理事时应以其专长、技能和经验为准。医疗、战略、领导、组织、关系、法律、财务等方面的知识与经验，以及道德责任方面的基本素质，是理事会拥有对医院各种战略事务的决策权的保证。从我国部分城市的医院理事会的组成来看，对理事职业背景要求各地并不统一，如北京朝阳医院理事会、北京友谊医院理事会包含医生、大学教授、律师、社区代表等，浙江省东阳市人民医院理事背景包含捐资方代表、卫生局和财政局的官员、浙江省内医院管理专家。

同时理事会作为整体，其成员要建立专长、技能和经验优势互补的最佳团队组合，并调整其广度和深度，形成多样化的理事会构成。有学者指出，保持非营利医院理事会成员具有相当的多元化背景，有利于充分利用各类人员的知识、经验、技能，有利于平衡利益相关者的不同要求，形成科学、合理的决策结果[7]。

（三）理事会绩效评估体系模型的构建

理事会绩效评估的依据主要是明确理事会的职能、理事会结构、运行过程和结果。本书以北京市法人治理结构改革试点公立医院为研究对象，通过政策文献研究归纳总结初步指标体系，利用专家咨询法对指标体系进行重要性和可操作性打分，根据打分结果优化适合北京市公立医院理事会的绩效评价指标体系，运用模糊层次分析法，对各层指标设置权重，对定性的指标进行量化处理①。

构建的指标体系中一级指标分别为理事会结构、理事会运作过程和理事会运作结果，下涉 11 个二级指标（见表 6-2）。理事会结构下的二级指标包括人员结构、职能结构和专业结构；理事会运作过程下的二级指标包括定期检查、信息沟通、理事会会议和学习成长 4 个方面；理事会运作结果下的二级指标包括战略与政策制定、管理者选择和支持、监督职能、社

---

① 指标构建过程及结果《北京法人治理结构改革试点公立医院理事会绩效评价指标体系的构建》发表于《中国医院管理》杂志 2015 年第 32 卷第 2 期，第 20-22 页，主要针对结果部分进行讨论。

会评价和可问责性。二级指标下还包括 36 个三级指标。运用该指标体系对试点医院理事会进行专家的评分，并通过查询两家医院理事会绩效相关指标公开信息数目，从专家评分和信息公开两个角度对两家医院理事会绩效进行评价。

表 6-2 公立医院理事会绩效评价初步指标体系

一级指标	二级指标	三级指标
理事会结构	人员结构	理事会规模
		外部理事在理事会中的比例
	职能结构	理事长和执行院长是否分离
		设置专业委员会科学合理
		理事会章程
	专业结构	理事是否具备医院管理相关知识
		理事的专业和素质搭配合理
		理事任职前是否经过培训
理事会运作过程	定期检查	理事会及管理者就如何实现医院目标达成共识
		理事会定期对自己的角色和责任进行明确
		运行状态
	信息沟通	理事会内部沟通的有效性
		理事会与执行院长的沟通
		理事会与外部沟通
	理事会会议	理事会议事规则清晰
		年度理事会会议次数
		理事会会议的出席率
		理事是否能够提出符合医院发展的建议
		健全的决策机制
		会议规范
	学习成长	定期组织培训学习
		定期参加培训的理事人数
		理事的培训效果评价

续表

一级指标	二级指标	三级指标
理事会运作结果	战略与政策制定	公立医院的功能定位
		审定公立医院发展规划和战略方向
		审定公立医院重大投资
		战略与政策制定的效果评价
	管理者选择和支持	是否拥有院长及医院管理层的提名权和建议权
		管理层支持
		制定院长和医院管理层薪酬范围
	监督职能	"三重一大"制度
		监控财务指标
		监控医院绩效
		审议年度预算和运营计划
	社会评价和可问责性	患者满意度
		员工满意度
		医院声誉
		卫生行政部门对医院的绩效评价
		危机处理的及时性和有效性
		理事会信息披露及时性

(四)理事会绩效评价中发现的问题

信息披露作为理事会战略、监管、信息披露、社会责任四大职能之一,其披露的数量、真实性和一致性是理事会绩效的重要体现;通过筛选两家医院理事会信息披露的情况可以反映出两家医院理事会绩效水平,从而与专家对两家医院理事会绩效评分相呼应。可进一步检验本书中指标体系的有效性。本书采用内容分析法将非定量的文献材料转化为定量的数据,并依据这些数据对文献内容做出定量分析和关于事实的判断和推论。采用了双人交叉检核的方式,收集从 2012 年 7 月至 2014 年 12 月北京友谊医院和北京朝阳医院理事会章程(草案)、两家医院的网站、北京市医管局网站信息公开部分、北京市卫计委网站信息公开部分、2014 年北京市公立医院试点评估报告中涉及两家医院理事会的信息相关进行摘录,对信息筛选分类，对于重复的信息，只保留一个。进而比较两家医院理事会信息披露的情况，从信息披露的角度评价两家医院理事会的绩效情况。信息筛选的结果显示，分别收集到两家医院理事会信息披露篇数22篇和12篇，共计39356字和21783字。结合访谈和文献相关资料，主要问题表现在：

1. 理事会的职能需进一步完善

理事会的职能是评估理事会的依据。公立医院理事会主要应该发挥的职能包括战略决策、关系职能、监督职能、社会责任信息披露职能。对于理事会绩效评价指标的确立，主要依据理事会的职能进行设计。从访谈和绩效评价中，我们发现理事会的战略决策职能发挥得较好，理事会负责把握公立医院发展的方向，执行层负责具体落实和执行，确保了公立医院决策的科学性。正如一位医院院长所说："理事会成立后对医院发展建设、重大问题决策，考虑会更加周全，形成制约和监督机制……对整个医院的发展会有好处，从而避免趋利行为，保证公益行为，促使医院沿着公益性的方向来发展。"

理事会的监督职能主要是对组织计划执行情况的监管，其作用也得到了一定的发挥，一家医院的理事会秘书谈道："每年年末全院总结，内科系统、外科系统与医技系统的科室主任汇报一年工作与第二年的工作计划，通过风暴似的信息量，外部理事们对全院的科室有了更好地了解与把握。对于科室主任来说，有外部理事旁听会议，可以更好地发挥监督作用。"

虽然试点医院理事会的战略和监督职能得到了一定发挥，但是关系职能和信息披露职能仍需要进一步强化。在关系职能方面，主要是指处理好组织与内外公众之间的关系，目前理事会还处于运行的初期，关系职能所涉及的不多。信息披露，则是让医院的管理、运行、服务更加透明，满足政府、公众、患者和内部职工监督的需要。友谊医院和朝阳医院成立理事会已经近两年，试点医院的内部职工对于理事会给医院带来的变化感受不大，甚至有些职能科室的管理人员也不了解理事会的具体情况。两家医院理事会信息披露的数量较少，理事会的一些职能还有待进一步明确并落实。

2. 理事会的结构和人员仍需进一步完善

理事会能否有效履行自己的职能很大程度上受到理事会结构的影响。理事会结构一般指理事会的规模、组成要素及要素相互之间的关系，可以表现为人员结构、职能结构及知识结构。理事会规模过小难以体现利益相关者的参与，以及对管理层进行监督和医院治理目标的实现。但是，理事会规模过大也会降低医院治理效率，导致部分理事"搭便车"行为的出现。从国外实践来看，美国医院协会建议 9～15 人，实际情况一般在 15 人以上，国内专家建议 15～21 人[10]。专家评分的结果显示两家医院在理事会的结构维度得分都比较低，这与两家理事会的规模和人员设置有关。

外部理事在监管、对外关系和社会责任等方面发挥着不可替代的作用，对于提高公立医院的公益性扮演着重要的角色。一家医院的理事会秘书谈道："通过成立理事会感受到外部理事的作用很大，过去涉及的知识面相对片面，都是医学类，对于社会经济与法律知识不是很了解。外部理事加入增强了决策的科学性，也可以更好地发挥监督作用。"但是，试点公立医院理事成员以内部理事为主，制约利益相关者意志的表达和理事会职能的充分发挥。由多方利益相关者组成理事会，有些医院管理者并不看好，主要原因就是缺乏医院管理的相关知识。一位院长谈道："理事会成员来源广泛，部分是非专业人士，很难了解医院的经营状况，做出好的决策。"

目前，两家试点医院理事会均未下设委员会结构。各种专门委员会的设立有助于工作的专业化和高效率，通过委员会提供参谋建议，把理事会的各种职责落实到具体理事的身上，从而对理事长形成制约。但规模小并且外部理事所占比例较低的不适用。部分试点医院曾提出设立专家咨询委员会，内部理事与外部理事分别兼任专家咨询委员会主任，既能了解医院情况又能发挥专业人员的作用，但仍处于论证阶段。

3. 理事会运作机制还需进一步完善

除了理事会的职能、结构和人员还需进一步完善之外，理事会在构建自身的治理机制方面也面临着较大的挑战。在设置了理事会的医院中，很多人认为理事会大多是虚设，所发挥的实际治理效果是很有限的。正如一位副院长所说："近期改革的步子会比较小，主要是政治约束大，特别在北京地区。改革前期主要是搭架子，进行形式化改革，把三会一制这个模式建立起来，然后再逐步推进实质化改革，落实监督权、决策权和执行权真正实现分权和制衡……”。明晰理事会的责任和角色时，国外理事会治理的经验显示理事会只有作为一个整体时才被赋予权利[14]。理事会在行使权力时应该以同一个口径来发声，理事会的成员们享有同一个愿景。整体性意味着单独的理事会成员不能执行理事会的权利。然而现在试点改革的公立医院理事长兼任党委书记、医院法人代表，理事长是否能够作为理事会的一员履职？理事长是否存在一权独大？如何处理好理事长和理事会整体性的关系？等疑问仍需要持续观察并予以回答。

4. 对理事的激励机制不足

由于剩余索取权的缺失，非营利组织理事会在激励方面面临特别的困难，理事是一种荣誉职位造成易于回避责任，对理事会分派的工作敷衍塞责，倾向于从事易于被观察到的工作，而不是具有重要性和战略性的工作[17]。从访谈中得知公立医院的理事是零薪酬的，在短时间内理事的热情和积极性较高，但是从长远的角度来看，不能保证理事，尤其是外部理事具有较高的积极性。如果没有有效的激励机制很难让理事会成员尤其是外部理事保持持久的热情和积极性，同时也大大削减了绩效考评对理事会的促进作用。

（五）关于加强理事会绩效管理工作的建议

1. 完善理事会的结构和人员

试点公立医院理事会规模还比较小，可适当扩大理事会的规模，增加利益相关者代表的数量，让利益各方广泛参与。加强理事会中外部理事的比例，并组成知识结构合理的外部理事，包括服务对象和区域居民代表、医院管理专家代表、社会贤达代表。对于教学医院则要加入所隶属的高等院校管理者作为理事会成员，以保证公立医院在学科发展、教学和科研方面的职责。择期设立专家咨询委员会。

2. 注重理事的选拔、培训和成长

完善理事会的章程，明确理事岗位职责、任职资格、理事的选拔过程要公开透明。理事尤其是外部理事，需要具有医院管理的知识并熟悉医院

的情况，因此，在理事会治理模式初期，有必要对理事职业背景制定一般性指引，既能保证理事会可以处理专业性事务，又能通过对理事会成员职业背景的选择保证理事来源的多样性。此外，还需要加强对理事的相关培训，医院应定期组织理事听取医院近期的工作情况，定期组织理事参观交流、学习培训以提高理事的专业技能。

3. 完善理事会运作的制度保证

法人治理结构是现代组织特有的形式和运行机制，其核心是权力的分立制衡与决策的科学民主。所谓"制衡"：一是指各个机构的设置存在制约；二是指法律对各个机构的具体规定也存在制约。只要其行使各自的职权，就能在相互之间形成制约关系，最终在机构间形成一种高水平的权力平衡。章程的制定可以有效弥补政策、法律、法规的缺失，具有灵活性。通过形成医院理事会章程，明确市医管局、理事会及执行院长权责范围。目前北京两家试点理事会的医院已经完成章程初稿制定，建议尽快出台理事会章程，进一步完善市医管局和理事会之间的职责关系，完善权责体系及工作程序，确保市医管局和理事会权责清晰，使理事会真正发挥决策的作用。

在完善医院理事会章程的基础上，进一步健全试点医院的理事会和执行层工作制度，明晰理事会的责任和角色、理事长和执行院长分工、完善理事会会议程序、议事规则和工作程序，发挥理事的主动性和积极性，确保理事会与执行院长在工作中形成合力。国外理事会治理的经验显示理事会只有作为一个整体时才被赋予权利，整体性意味着单独的理事会成员不能执行理事会的权利。因此，必须不断完善理事会会议程序和议事规则，使程序性规范明确，做到有据可查。比如，在人员结构方面，为了杜绝集体决策中一个人主导，可以设计一人一票；也可以通过章程规定，某些重大决议，必须获得某位理事的投票通过，方能生效，这样从实质上，就达成一票否决权的效果；或增加职工理事的分量，如职工理事直接给予一票否决权；外部律师、会计定期更换，防止内外部勾结。

4. 明确试点医院理事会绩效评估的考核办法和实施细则，将评估工作制度化

理事会绩效评价不仅需要一套科学完整的指标评价体系，更需要一套完善的执行体系。关键在于如何有效地实施，明确并规范考核程序，做到

有据可查。在指标评价之前，要对相应的评价人员进行指标内容的培训，以清楚指标的内涵。评价指标并非固定不变的，可以结合理事会运行的实际情况，做适当的调整，以满足理事会的动态发展。卫生行政部门可以从指导思想、考核目的、考核原则、考核内容、组织程序和奖惩措施等方面形成考核办法的文件初稿。实际操作者可围绕试点医院理事会的结构、运作和结果内容，从考核内容、工作要求和评分标准等几个方面，形成具体的考核标准、实施细则和工作方案。考虑到理事会工作的特殊性和专业性，建议采取理事会自评、专家评估相结合的考核方法，以达到科学、准确、综合的考核理事会绩效的目的。

5. 建立有效的公立医院理事会激励制度

把评估结果和激励机制结合起来，促进理事会在医院管理体制改革中真正发挥作用。激励机制可以促使管理者利益与所有者利益趋于一致[15]，促使公立医院努力提高医院的公益性。建议增加对公立医院理事会的有效激励机制，激励内容可以包括物质激励和精神激励[16]，物质激励包括发放误工补贴、理事津贴等，精神奖励可以是向社会公布理事名单、授予资格证书、授权监督医院等激励措施。在理事会整体绩效评价的基础上，逐步探索对内部理事和外部理事个人绩效的考核。对于理事的个人绩效可采用岗位管理的方法，根据岗位说明书的内容，针对理事的岗位价值和实际任务的完成数量和质量，对理事的绩效进行综合评价，并将相应的评价结果与相关激励措施挂钩。

6. 建立完善的反馈体系

对于理事会绩效评价的结果及时反馈，可以对理事的行为进行引导、矫正和激励约束，提高理事履职能力和动态胜任能力。对于绩效不佳的理事，则要找出差距，进行完善，或追究相应责任。

四、利益相关者对公立医院法人治理结构改革进展及相关问题的认知

截至目前，北京市公立医院法人治理改革试点只有两家医院，方案最

初设计时的第三家试点医院一直没有推进，分析利益相关者在改革中的角色和立场有利于使我们明晰改革面临的动力和阻力。

（一）关键利益相关者属性和行为分析

由于公立医院是极其复杂的一类组织形态，涉及"政、医、患、药、保"等不同利益群体，公立医院法人治理结构改革涉及多个利益相关者的利益调整，是利益相关者之间通过协调、利益让渡和责任分担而进行制度安排的过程，也是权力和利益重新分配与平衡的过程，能否处理好利益相关者的问题，更是衡量改革是否成功的关键。通过利益相关者分析，综合考虑公立医院各利益相关者对法人治理结构具体模式的看法和观点、立场和态度（支持/反对/中立）、主要利益关切点（受改革影响的得失）、与其他利益相关者可能的联合，以及影响政策过程的资源和能力①。在此基础上，提出我国公立医院法人治理结构改革的路径和模式选择。

1. 政府相关部门的角色和定位

与法人治理结构改革密切相关的政府部门主要有卫生、财政物价、医保部门、人事组织部门和地方政府。公立医院法人治理结构改革实际上涉及三个层次：政府行政管理体制改革；医院组织改革或医院治理改革；医院内部管理体制改革。尽管公立医院治理结构改革只与医院组织变革直接有关，但与其他两个层次的改革密切相关，公立医院组织变革的实质是如何处理权利在政府（所有者）和医院（经营管理者）之间的划分，需要政府扮演更复杂精巧的角色。经过多年的卫生部门分权再分权，管理公立医院的主体已经极度分散。政府作为公立医院的所有者，履行其管理职能，但这些职能又分散在卫生、财政、编办、组织人事等不同部门手中。2009年北京市发展和改革委员会牵头成立医改办，是在全国最早成立的全面协调医改的临时性办事单位。2012年5月，北京市公立医院改革试点方案出台前，医改办主任办公会上需要协调北京财政局、人保局、卫生局、编办

---

① 此部分最初研究结果发表于《中国医院管理》杂志 2012 年第 32 卷第 12 期，第 1－3 页。此部分以此为框架进行了新情况新进展的补充和完善。

等十九个成员单位达成一致[17]。法人治理改革成功需要通过多部门联动才能够达到预想的目标，任何一个方面的不匹配都会使政策在执行中落地时出现协同性差甚至难以落地的情况，从而影响政策效果。

（1）卫生行政部门

卫生行政部门作为医疗卫生领域的行政主管部门，是新医改的主要组织者和实施者。卫生行政部门既是政策的制定者、又是医疗服务的监督者，同时还是医疗机构的所有者，这种三位一体的角色定位，使卫生行政部门既代表政府的利益，又代表公立医院的利益，在财政、发改、社保、人事等政府资源守门人与公立医院之间充当第三方角色，在资源配置、行业监管等方面难以平衡政府、医院、社会之间的关系。其必然将从卫生系统的整体状况出发，力图减少可能引起的震荡，维护社会稳定，既要着眼于社会群体，保证基本医疗服务的提供，又要尽可能地从医护人员和医院的角度考虑改革措施的影响，因此会成为改革压力的主要承担者。由于卫生部门难以协调多方利益相关者，面临的外部环境不确定性大。这增加了政策执行过程中的协调成本，同时弱化了所有者的权力，无法有效约束和考核评估公立医院。

（2）财政、物价部门

医院的收入补偿方式决定着医院是否能够获得必要和适当的经济补偿，决定着医院的行为是否能够符合公益性导向。财政和物价部门决定着医院补偿机制的完善程度，补偿机制不完善，使医院难以改变"追求自身利益最大化"的目标。完善财政投入和价格政策，在公立医院建立体现公立医院公益性的补偿调控机制，合理减轻医院运营资金压力，促进医院加强管理，规范行为，为群众提供更多更好的基本医疗服务。

财政部门是政府承诺对公立医院实施财政保障职能的具体经办者，有意愿参与到新医改进程中。但是，财政实际投入强度仍持续低水平，加之经济新常态下财政收入增长预期不明朗，财政部门更为关注财政补偿的额度、具体路径、方式及其效果，财政部门担忧的是需要在多大程度上支持公立医院的运作。医院补偿机制完善后能在多大程度上提升公立医院运行效率以减少财政后续投入？财政部门对于医院的持续支持及其可能的增长因素存在顾虑，也寄希望于通过医疗服务收费标准调整缓解财政投入压力。另外，为防止补偿机制改革后出现低效率，完善绩效考核指标、形成新型激励机制是政府必须考虑的关键环节。

此外，合理的医疗服务价格机制是公立医院正常运转，促进其长期良性发展的重要前提。我国的医疗服务价格政策强调卫生服务的福利性，长期延续低价政策，医疗服务价格既难以体现服务价值，也难以起到调节供求的作用。目前，我国基本医疗保障制度已经基本实现全覆盖，这为合理调整医疗服务价格带来了良好的契机。关键是要明确价格调整的范围和幅度，目前由政府制定的医疗收费标准不甚合理，有些医疗服务项目收费低于成本，如常规项目和劳务，公立医院的合理成本无法补偿，医务人员的价值得不到体现；而有些医疗服务项目则收费高于成本，主要是高新技术项目和高额医用耗材等。产生的结果是医疗服务价格体系扭曲，价格虚高和价格偏低的现象并存。近年来，医疗机构的成本核算已经逐步推开，已经具备了核算地区医疗机构服务项目成本的基础。需要获得价格部门的支持，制定反映真实服务成本的收费标准，如果政府投入机制完善，医疗服务可以按扣除财政补助的医疗服务成本进行定价。

2012 年北京市先后在友谊、朝阳、同仁、积水潭、天坛 5 家医院启动医药分开改革试点工作。试点医院管理和运行机制发生深层次改变，医院经费来源由以前三个渠道变为医疗收入和财政拨款两个渠道，医院不再以多卖药品追求经济利益，而是更多地考虑如何提高医疗服务质量和效率，来降低成本。如果财政投入可持续，医疗服务价格调整及时跟进，公立医院回归公益性的进程会加快。

（3）医保部门

医疗保险支付方式对于影响医院的行为将发挥越来越大的作用。在北京市属公立医院的筹资结构中，医保机构支付的比例最大，已经成为医疗费用最大的支付方。在医院的自主权扩大、政府对医院的管理过渡到间接监管后，医院对于医疗保险支付方式的反应增强了。医疗保险支付的水平将影响到医院是否能够生存，医疗保险的支付方式将影响医院是否能够在满足自身经济利益的同时，也满足了病人和社会的利益。积极推进医保付费制度改革，调动医院加强管理、控制费用、规范行为的积极性，提高医保基金使用效率，有利于法人治理结构改革的推进。

（4）组织人事部门

公立医院拥有独立法人地位要满足一些前提条件，在法人治理结构中理事会能够履行所有者的权力，其中最核心的是人事权和财权，即对医院的预算有审批权，对院级领导的任命有决策权，政府对医院的管理也要通过理事会及其章程来实现。医院人事权体现在医院管理人员和一般职工的管理权两个方面。我国的公立医院目前具有事业单位法人的性质，管理人员按照事业单位的干部编制和级别来管理，一般工作人员按照事业单位人员编制来管理，管理权限分别在党的组织部门和政府人力资源和社会保障部门手中，公立医院享有的人事自主权有限，所以理事会在某种意义上变成了"橡皮图章"。例如，《北京市公立医院改革试点方案》中提到执行院长决定聘任或解聘管理权限内的工作人员，按医院基本管理制度的规定行使财务审批权，但并没有明确执行院长的具体权限范围。如果没有相应的人事制度，公立医院改革将难以取得根本性突破。但是改革意味着政府相关部门逐步丧失对原有的人、财、物等各项资源的占有权、支配权，其利益必然受到影响。

（5）地方政府

公立医院作为事业单位，具有计划体制下行政事业单位的某些特征，如干部任免和人员聘用。这些仅靠卫生一个部门的改革就可以实现，涉及整个政府体制和公共部门的改革，作为地方试点则离不开地方党委和政府的统一安排、协调和授权。由于公立医院的委托权通过中央政府授权给各级政府，地方政府再授权给出资者代表机构来具体实施，地方政府尚缺乏对医疗卫生服务运作规律的深刻了解，行政管理者需要摸着石头过河，因此大部分持审视观望态度，改革细化方案迟迟不能出台，根据我们对第一批17个试点城市的实地考察和相关文件翻阅，在改革文件里都提到落实公立医院独立法人地位，但据课题组的实地考察和典型调研，都未能真正实现。

北京市医管局成立后，北京市委市政府将市卫生局举办市属医院的职责划入市医管局，目的是通过管办分开，强化对市属医院管理、运营、服务质量和国有资产保值增效的领导、协调、监管。友谊医院、朝阳医院探索建立以理事会为核心的医院法人治理结构。但由于对市属医院的行业监管、人事管理、财政补偿、价格调整、设备购置、人员编制、保险支付等分属不同的政府部门管理。医管局成立后，市属医院"人、财、物"管理的职能从原来的卫生局分离出来。但是，政府相关部门的工作方式并没有随之转变，责任和权力关系还没有相应的理顺，职责缺位和交叉的情况依然存在。医管局"管事、管资产"的职能作用发挥不充分，对市属医院医疗资源的统筹协调能力受到制约，影响医管局"集团化"管理优势的发挥和效能的提升。

此外，我国经济发展的地域差别也决定地方财政在增加医疗补偿机制方面存在很大的差异性，地方政府既要考虑局部经济利益也要考虑全局社会利益。地方政府在改革中需要考虑地区可利用的资源，协调各相关部门利益。不同级别政府可调动的资源的差异，影响不同地区政策的具体形式。

2. 医院管理者

法人治理结构改革的主要目的是赋予医院更多的经营自主权，但是自主权需要得到更加完善的制约和监督。医院及其管理者代表公立医院自身的利益。其中院长（理事长）作为管理者的代表，同时也是公立医院的法人代表，也作为政府授权行使公立医院管理工作的第一责任人，管理医院的运营。而医院作为医生工作和病人就医的主要场所，它的目标主要有两个，一是公共服务效益最大化，二是自身运行效率最优化。而由于当前制度的限制，缺乏外部竞争环境及有效的监督，对于医院管理者而言，没有被取代的压力，决策自主权较大，如以医院的资产做抵押进行贷款或投资等。而且公立医院的院长基本都是专家型院长，管理专业知识相对不足。并且由于院长任期短且缺乏相应的激励机制，追求任期内的发展规模和效益，对医院长期发展的战略思考相对不足。从我们的调研情况来看，大部分公立医院院长对建立法人治理结构改革并不热衷。很多院长处于一种矛盾的心态，既感受到权利下移的吸引，又唯恐"戴着镣铐跳舞"，对法人治理结构改革持审慎的观望态度。尽管改革之后，将获得更多的经营自主权，有些还将实行年薪制，但是大部分院长暂时还无法接受外部理事参加的更加透明的法人治理架构，尚不适应把自己的一切都公之于众，而且，现在的"一把手"管理方式也让很多院长难以割舍。在管理层次上增加医管局、再增加各理事会，无形中层级沟通和协调成本增加，也成为医院管理者反映比较突出的问题。

3. 医院职工

法人治理结构改革赋予医院更多的人事自主权,要真正发挥人事自主权带来的积极作用,医院需要改革职工考核和收入分配制度,必将触动部分职工的利益。相对而言,在医院工作的收入和待遇较高且稳定,加上事业单位性质,大多数医务人员的干部身份和干多干少一个样的大锅饭,改革带来这些福利条件有可能丧失的忧虑,就会形成体制改革的阻力,处理不好会形成社会稳定问题。分配制度改革中打破大锅饭不易操作,考核指标难以明确;如何能够改变现有人员"能进不能出""能上不能下"的人事制度,都形成重重阻力。

4. 患者

病人是医疗服务的需求者、接受者以及评价者。由于医患之间信息不对称问题突出,尚缺少实质意义上的社会团体能够代表分散的患者个体,医保部门本应凭借第三方支付者的地位成为患者的利益代言者,围绕支付设计医、患激励相容的契约条件,从而影响医院管理者和医生的行为,成为委托代理关系中的重要制衡力量,但是,患者和医保部门目前未形成对医院和医生的有效制衡机制。患者尚不了解法人治理结构改革和自身利益的相关性,对改革持无所谓的态度,患者代表本应在改革进程中扮演"强"角色,然实质却处于"弱"地位,而且参与治理的积极性、意愿和能力比较缺乏,自愿参与社会公益事业活动的人员相对较少,患者代表进入理事会能否真正发挥作用,从决策层面履职,而不是聚焦于细枝末节,还存在较大的不确定性。

5. 压力集团

相关社会组织通过医院以及医生的行为进行监督,对医疗环境的改善具有重要作用。医师协会、医院协会、医疗教育协会等自律性组织虽承担对医疗执业人员的职业道德和业务能力进行监督审查的职能,但行业组织的作用远未得到充分发挥,其本身的专业性、中立性和透明性都有待提高。国外的医师协会大多都承担着保护与规制并重的双重使命,规制其实是对医生的另外一种保护。而我国的医师协会,往往是出于本能地为医生所遭受的日趋严重的职业环境叫屈,这种较为原始与初级的反应其实只是医师协会应承担的功能之一[18]。

就社会监督而言，由于供需双方的"知识差距"，使公众缺少必要的信息支持，造成对医院的社会监督也处于缺位状态。国外医疗机构较重视信息披露，组织通过某种形式和程序，主动将信息向社会公众或依申请向特定个人或组织公开的制度，是增加信息透明度，降低信息不对称，加强对医院监管的重要手段，也是信任产生的基础，它保证了信托方对受信方赋予信任的选择是在了解真相的前提下做出的，进而保证了该选择的正当性。然而我国公立医院信息披露制度尚不完善，不能体现其功效。

因此，在这种监管制度下，对医疗服务的监管很大程度上只能以依赖医院内部的监管，监管责任被下移至医院层面，但由于补偿机制不完善，医院和医生是"利益共同体"影响着监管效果，对出现医疗行为失范但能为医院创收的医生，医院难以真正地、不折不扣地执行监管者的角色[18]。法人治理改革后，随着监督和问责的强化将充分发挥他们的作用（见表6-3）。

表6-3　主要利益相关者的基本态度

利益相关者	受益分析	受损分析	立场
卫生行政部门	法人治理结构改革是公立医院改革的一项重点工作，通过变革治理结构，建立公立医院约束激励体系，引导其行为导向公益性目标，有效减弱社会各界对公立医院治理效率低下的关注度，提升政府形象	新医改的主要组织者和实施者，成为改革压力的主要承担者。但改革涉及卫生部门以外的多个部门，难以协调多方利益相关者，面临的外部环境不确定性大	支持，但如果相关政府部门之间缺乏围绕共同目标协调努力的机制或者管理公立医院的职责从卫生管理机构转移到另一个政府机构，可能会成为潜在的反对者
财政物价部门	如果价格和医保调节机制建立，财政压力会减少，调整医疗服务的低价政策，改变价格政策不作为的形象	关注财政补偿的额度、具体路径、方式及其效果，财政部门对于医院的持续支持及其可能的增长因素存在顾虑，希望通过医疗服务价格标准和付费机制改革减少财政投入压力；医疗服务成本核算比较复杂，调价成本较高；物价通胀压力大，调价难度大	部分支持、部分反对

续表

利益相关者	受益分析	受损分析	立场
医保部门	作为第三方支付者，代表参保者利益与医疗机构谈判协商的筹码增大	承担基金超支风险；管理费用增加；难以控制医疗机构成本	不确定（受医保基金实际情况影响）
组织人事部门		党的组织部门按照行政事业单位的干部编制和级别来管理院级领导，政府劳动人事部门按照事业单位人员编制来管理一般工作人员，改革意味着逐步丧失对原有的人、财、物等各项资源的占有权、支配	不确定（受治理机制设计的影响）
地方政府	缓解公立医院管理低效的问题，提升政府形象	缺乏对医疗卫生服务运作规律的深刻了解；医疗补偿机制差异性大；需要协调相关部门多；不同地区可动用资源差异性大	潜在的支持者
医院管理者	赋予医院更多的经营自主权	"一把手"治理方式让很多院长难以割舍；更加透明的治理结构加大了制约和监督机制；管理层次上沟通协调成本增加	潜在的反对者
医院职工	打破干多干少一个样的大锅饭，人员能进能出，能上能下	改革职工考核和收入分配制度，必将触动部分职工的利益	部分支持，部分反对
患者	行使所有者权利；发挥监督制约作用；更好的促使公立医院服务社会目标	不了解法人治理结构改革和自身利益的相关性；参与治理的积极性、意愿和能力比较缺乏	无所谓
压力集团	提高其对医院的监督力	无明显影响	支持

总之，从上述利益相关者分析中可以看出，支持法人治理结构改革的利益相关者是存在的，但持中立态度和反对的力量也不容小视，各主要利

益相关方对改革持相当错综复杂的态度，并表现出相当错综复杂的关系。根据利益相关者分析，如果要推进法人治理结构的改革，不仅要考虑各方受益情况，更要重视各方面临的风险和表达的阻抗，如果能够得到地方政府的大力支持，有力地协调卫生、医保、物价和财政、组织人事部门，考虑医院管理者、医院职工和患者的利益诉求，强化压力集团的监督作用，则可以使改革的阻力大大减少。

（二）利益相关者对当前公立医院法人治理结构改革进展及相关问题的认知分析①

2011 年 2 月至 2012 年 12 月，我们对部分试点城市的部分公立医院院长和副院长，对部分试点城市的市医改办、市发改委、市卫生局等相关领导进行了访谈。采用半结构化访谈的定性研究方法，共访谈了 9 位院长（含副院长）和 7 位行政管理人员，旨在了解试点地区公立医院法人治理结构改革的思路、做法、困难、预期效果和所需条件，以利于总结经验、发现问题，以及研判此项改革的形势。

1. 对推进法人治理结构改革的重要性认识一致

我们调研的结果表明，医院管理者和卫生行政部门领导，对公立医院法人治理结构改革的重要性认识高度一致，体现为：①促使政府职能实质性的转变，将公立医院的管理自主权从政府部门下放给医院，从而使政府能够集中精力进行医疗行业的监管，同时履行出资人的监管职责，医院本身则搞好自身管理，在保证经济收入、国有资产保值增值的同时，满足病人和社会的需要。一位政府医改办的主管领导说："在传统的公立医院管理体制中，国家作为公立医院的举办者，既拥有公立医院的所有权，又干涉医院的经营，同时还具有监督权力的责任，好比既当运动员，又当教练员和裁判员。这种体制使政府的行政行为与医院的经营行为混在一起，管办不分、政事不分，不但弱化了所有权的管理，也不利于医院经营权的落实。"②提高公立医院决策的科学性和运行效率，把握公立医院改革发展

---

① 此部分最初研究结果发表于《中国医院》杂志 2012 年第 16 卷第 8 期，第 22 - 25 页。调查方法详见该文章，本部分仅就结果展开讨论。

的方向。一位医院院长说："对医院发展建设、重大问题决策，考虑会更加周全，形成制约和监督机制……对整个医院的发展会有好处，从而避免趋利行为，保证公益行为，促使医院沿着公益性的方向来发展。"③以法人治理结构带动公立医院管理体制的改革，促进公立医院改革向纵深推进。

2. 对推进法人治理结构改革的必要性认识存在分歧

重要性认识虽然比较一致，但在改革的必要性认识上存在一定分歧，导致地方政府和部分医院改革的动力不足，一位医院院长认为："法人治理结构改革是新医改中重要的一部分，但不是全部，也不是最难的，最难的应该是医药分开……在产权单一，多元化办医格局没有形成之前，这项改革的迫切性和必要性还不够。"

3. 在具体措施和改革进程上存在较大差异

在政府和医院的关系方面，有共识的部分是在监管与举办的行政管理关系上要适度分开的基本思路，在所有权与经营权分离基础上，明确各方职责，建立法人治理结构，实现决策、执行和监督机构的分权制衡。委托管理机构的形式可以多样，如医院管理委员会、医疗集团、医院管理局、管理中心、卫生投资公司等。鉴于委托管理机构既得部门利益又增加协调的问题，部分地区倾向于形成吸纳有关部门参加的医院管理委员会。对于委托管理机构的决策部门，有共识的部分是成立理事会，具体模式可以分为松散型和紧密型两种，松散型是几家医院成立一个理事会；紧密型则是一家医院成立一个理事会，可以结合每个医院的特点进行个性化设计，但监督和运行成本较大。在监管机构的设置上，大部分认为应在卫生行政部门内设立专门机构，类似于国资委的监事会制度，派驻监事到各个公立医院以加强监督；有人认为应设立卫生行政部门之外的专门监管部门；还有人认为应当是卫生部门牵头，其他部门参与，形成独立的监管机构等形式。各地在具体措施和改革进程上存在较大差异。

4. 公立医院法人治理结构改革的主要问题和障碍

（1）思想认识上存在偏差

调查中发现，部分政府部门领导对法人治理改革的具体路径还不明确，还存在着相关概念界定不清楚、政府部门与医院管理者之间权责划分存在分歧等问题，"公立医院改革起步慢，在思想和思路上可能还没有跟上"。一位院长谈道："如何在改革的过程中统一大家的思想，让大家认识到改革的必要性和重要性，这是一个最难的问题，毕竟这么多医务人员，干部职工。有很多人认为'目前的状况已经很好了，折腾什么，没有改革的必要了'，包括老百姓是这么认为，干部更是这么认为。"

（2）改革的顶层设计仍不清晰，模仿国有企业法人治理结构改革的痕迹浓厚

部分医院院长谈到改革的顶层设计不清晰，对如何推进公立医院法人治理结构改革的具体路径不清楚，因此公立医院内在改革动力不强，改革的积极性不高，"法人治理结构改革目前还没有一个很好的思路，还有分歧"。其中主要涉及几个权利关系的处理，首先，所有者的界定，缺乏明确、有操作性的所有权安排，所有者治理难以真正实现。其次，是政府和委托管理机构之间的权利关系，这是派生的关系。再次，是委托管理机构与医院实际控制者（执行者、院长）之间的关系。最后，监督机构和委托管理机构、医院（院长）之间的关系。这些关系共同形成了治理结构的基本框架，如何设计还缺乏系统规划。

从国家到省级的政策文件中，公立医院法人治理结构改革仍为原则性表述，改革被限定在"三会一层"（模仿股东会、董事会、监事会和经理层的架构）的公司化模式上，把医院法人治理结构的规范化变成了"统一化"。国有企业和公立医院性质截然不同，公立医院能不能这样做，怎么设计？两权分离中政府—委托机构—医院—监督机构之间的关系究竟如何、怎么运作、如何协调还心中无数。盲目照搬企业改革经验很可能成为改革进程中的一大障碍，正如一位院长所说："目前的设计都是静态的，公立医院的组织模式已经运行几十年了，真正改革并运行起来，动态效果会怎样，这些都是个问题。"

（3）涉及多方利益调整，缺乏利益相关者参与治理的有效途径

虽然各地都形成了政府医改办牵头的组织机构，但是相关各部门尚缺乏对公立医院运作规律的深刻了解，以及相互协调的联动机制。"靠一个部门是不行的，医改要比想象中难得多，它是一个综合。旧医改之所以不成功，就是因为缺乏联动机制，医改必须从医疗本身跳出去才能成功。"

医院、卫生行政部门和众多相关部门之间存在难以割舍利益的心态，正成为改革最大的障碍。有学者曾指出这些利益主体之间的博弈是中国背景下强调社会和谐稳定的博弈，这一博弈规则决定了不大可能出现短时期内特定利益集团利益严重受损的情况，决定了公立医院改革的非剧变特性[19]。正如一位副院长所说："近期改革的步子会比较小，主要是政治约束大，特别在北京地区。改革前期主要是搭架子，进行形式化改革，把三会一制这个模式建立起来，然后再逐步推进实质化改革，落实监督权、决策权和执行权真正实现分权和制衡。……中国很多的改革都是这样，先进行形式化改革，逐步触及实质意义上的改革。"

（4）医院管理层的态度十分微妙

法人治理结构改革的主要目的是赋予医院更多的经营自主权，但是自主权需要得到更加完善的制约和监督。一位政府主要领导谈道："要加强以公益性为核心的绩效考核，强化个人利益与医院公益性挂钩。"从本次调研情况来看，很多院长处于一种矛盾的心态，认为实行法人治理结构改革后，"院长"主要负责执行层面，没有决策权，和原来"院长"的职权区别较大。医院管理者对法人治理结构的改革持观望态度，等待市政府的统一方案再设计实施。调查中大家关注的焦点问题有以下三个：改革后医院现有法人怎么摆？院长和书记谁来担任理事长和执行长，谁对委托管理机构负责？理事会与党委、工会和职代会的关系如何处理？相对而言，法人治理结构改革对其他院级领导影响略小，一位副院长谈道："不论副院长提名和任用制度如何改变，我们还是对院长负责，退一步来讲，如果不做管理了可以继续做专业。"

（5）配套改革和外部制度环境变革是制约因素

院长是否真正实现职业化和专业化是公立医院能否真正落实改革措施的关键，目前院长主要是行政任命，管理者市场尚未形成，对公立医院的院长们来讲不存在来自管理者市场竞争的压力，对其价值缺少市场评价。"院长和高管人员缺少职业化和专业化培训，不利于医院管理和回归公益性。院长绝大部分都是技术专家出身，不做院长还可以做专业，对医院管理不好的后果压力不大。""院长应面向社会公开招聘，并有严格规范的选拔、审议和任命程序。"

目前，还需强有力的监管机构来实现。"就目前的体制设置来说，除了各医院和卫生局自聘的社会监督员外，并无独立且多部门参与的监管机构。应建立多元化各部门参与的监管委员会，对公立医院的运行情况、医管局和卫生局是否切实履行职责进行有效监督"。

五、公益导向的公立医院治理模式和路径

目前，我国公立医院作为事业法人单位，是由国家投资举办向全民提供服务的医院，必须坚持公益性和社会效益原则，这是公立医院区别于企业的最本质特征。公立医院法人治理结构的完善必须依从这个本质特征，通过制度安排来合理配置所有者（公众）、所有者代表与经营者（公立医院管理者）的权利与责任，以保证所有者利益最大化。

（一）公立医院法人治理结构改革的目标导向

一般而言，衡量公司治理有效与否的指标有利润、共同剩余和社会经济福利。利润可以看作是所有者的效用总和；共同剩余是指全体利益相关者的效用总和；社会经济福利是指全体社会成员的效用总和[20]。公立医院的治理目标理论上也有相应层次，特别是要突破医院个体评价的局限，重点关注从公立医院体系总体运行上追求全社会卫生服务效用的最大化，其实质也就是"公益性"。

国务院关于公立医院改革试点的指导意见已确立了试点的总体目标，结合国家要求与治理要素，在实际操作上，公立医院治理模式构建的目标导向至少包含三个层级：一是个体运行层级，重点是通过问责机制的完善和社会功能的明晰促进医院长期发展行为，医院的长期发展行为是促进公益性的关键；二是利益相关者层级，核心是利益相关者参与治理，如内外部理事构成的理事会；三是区域卫生系统整体福利层级，重点是结合区域居民健康需求和区域卫生资源整合，从区域卫生系统层面优化治理。

（二）改革的实现路径

公立医院治理结构涉及公立医院所有者（政府）与医院之间的权力分

配关系，世界银行把公立医院组织变革的具体形式分为四种：预算组织、自主组织、法人组织、私人组织。这四种组织形式之间的关系，反映了医院的治理权从政府行政机构逐步下放给医院的不同程度，同时政府从直接管理逐步过渡到间接管理[1]。现状调查显示公立医院具有较高的决策权和剩余索取权，较低程度的市场开放度、问责机制，政府对公立医院的社会功能缺乏明晰的规定和相应的补助。市场监管、问责和社会功能的加强有利于医院行为，特别是长期行为的改善，而长期行为符合公益性的要求。目前在法人治理改革方面，政府部门将一部分权力下放给了医院，医院本身获得了一定程度的自主权；另外，政府对于医院的管理还没有完全从直接行政管理过渡到间接管理，医院在一些重要的权力上还没有获得充分的自主权。政府监管的不充分与医院自主权的不充分并存。

"路径依赖"是制度演进的重要规则，在我国公立医院治理模式的选择路径中，至少有四个关键的"坐标点"：一是所有者导向坐标，即国家作为公立医院所有者代表的意愿和导向，包括明确坚持"公益性"的目标定位，政府总体卫生服务政策规划指向等；二是行业服务属性坐标，即必须充分考虑医疗卫生服务的相对于其他产业的高度特殊性；三是社会经济环境坐标，包括群众长期的就医习惯、经济发展状况、医疗支付模式、医药产业环境等；四是组织特性坐标，即公立医院个体和整体服务体系当前自身的组织管理特征[21]。在确立关键坐标点的基础上，再依据公司治理的一般理论和国内外相关组织的治理经验，设计符合我国国情的公立医院治理模式。在这样的情况下可以考虑我国推进公立医院法人治理改革路径中的几个要点：

1. 推进公立医院法人治理结构改革还要从统一思想认识出发[22]

公立医院法人治理结构改革目前处于试点阶段，各地领导和医院管理者对改革的认识都不尽相同。大部分能认识到改革的意义和重要性，但对于必要性的认识存在较大分歧，现阶段仍需进一步统一思想、转变观念、提高认识，特别是广大干部对改革的认识。通过对访谈资料的分析和梳理，可以发现一些大家共同关心的问题：一是在国家层面细化公立医院改革的顶层设计，以增加指导性和操作性；二是明确政府对公立医院的责任，切实推进公立医院收入补偿机制改革和干部任用制度改革；三是在两权分离的基础上建立法人治理结构，建立监管机构和完善监管手段是关键；四是优化医院内部管理机制，重点包括人事考核制度和财务制度改革。由此可见，各试点地区虽然在法人治理改革的具体做法上开展了不同程度的探索，但仍希望对改革路径和一些基本认识进行统一和明确，增加指导性。

2. 鼓励地方探索，注重实效，摒弃模式之争是必要途径

由于我国各地发展基础和面临问题差异较大，中央在制定了统一的原则和方向后，很难制定出适合所有地方的具体措施，而地方在实践中既缺乏经验也动力不足，一定程度上制约了改革向纵深发展的进程。公司治理的理论和实践表明，法人治理是一个制度形成和演进的过程，是产权明晰的资源所有者为了确立剩余分配规则、保护自己权益而进行的讨价还价过程。这个过程是在特定法律和特定交易环境中进行的，制度环境决定了不同公司治理机制的净收益，也决定了制度安排的特征和走向。不同的公司要根据自己国家的企业文化和人们习惯的行为方式来寻找对其最为有效，也最为划算的治理机制，也就是在特定约束条件下的最优治理机制，放之四海皆准的公司治理模式历史上不存在，未来也不会有。

目前来看，模式之争的意义不大，不可能有一种模式适合所有公立医院的特点。评价一个改革方案关键在于是否能有效和可持续地解决现有管理体制存在的问题，是否有效的代表公众和社会利益。我国公立医院的情况十分复杂，在公立医院治理结构改革中应当本着实事求是的原则进行制度设计，不能"一刀切"。我国公立医院的现状，要求我们必须改善其治理结构，在制度设计和安排上体现公立医院公益性的特征，使居民能够享受到公平、价廉的医疗卫生服务，同时体现医院的生产性和经营性特征，保证其具有高效率的内在机制并获得一定的经济效益。但我们同时又看到，这是一项艰巨而宏大的变革，需要对很多关键要素进行协调一致的变革，而不仅仅是组织架构上的改变，目前还存在许多体制上的障碍。好的治理结构能够保障管理者始终追随所有者目标，或者使委托代理成本最小化，而好的治理结构无疑是和特定的时间和空间相联系的。要给不同模式足够的时间去调整和完善，随着改革的深入，会有一些模式出现问题并需要进一步完善，好的模式也会逐渐显现，这种改革方式可能比在全国同时推广一二种模式的社会成本要低。

3. 公立医院治理结构改革路径可以考虑分两个阶段、三步走推进

两个阶段：自主组织改革阶段和法人组织改革阶段。典型调查发现，我国公立医院法人治理结构改革虽然有不同的模式，但各地区改革的总体思路是一致的，各地都是以转变政府职能为前提，进行机构调整。改革的重点在承担政府"办"公立医院的机构设置及政府职能转变上。改革的目标是改变医院按事业单位管理的方式，建立法人治理结构的现代医院管理制度，使公立医院管理更加专业化。我国公立医院法人化的形式可以分为以下三种：①公立医院自主化治理、公立医院管理机构法人化治理、公立医院法人化。第一批公立医院 17 个试点城市中，大多采用自主化的措施，这加强了对医院的绩效考核和对院长的目标责任制管理。该模式简便易行、易操作，节约行政管理资源，虽然只是对现有管理体制的改良，但有助于理顺公立医院所有者和监管者的职能，比较适合绝大部分县域以及中西部的部分地级市。②公立医院管理机构法人化大致可以归为三类：市政府管理的公立医院管理机构；卫生行政部门管理的公立医院管理机构；卫生行政部门之外设立公立医院管理机构。通过设立机构作为国有资产的代表举办公立医院，聘任、考核院长，委托院长对医院实施管理。改变现行的"行政事业一体化"的组织形式，其核心是减少政府部门的直接干预，实现公立医院内部的自主管理，构建科学合理、精简高效的医院管理组织体系。比较适合绝大部分大、中型城市。③公立医院法人化通过成立一个类似非营利性组织的公立医院理事会，打破原体制下在人事编制、人才流动、行政级别等方面改革所难以逾越的行政障碍，在推进公立医院自治化的道路上迈出了实质性的一步。比较适合经济基础较好，改革基础较好的东南部沿海地区。

三步走：现阶段改革的重点是通过问责机制的完善和社会功能的明晰促进公立医院长期发展行为，而医院的长期发展性行为是促进公益性的关键；中期考虑利益相关者参与医院理事会治理；长期可考虑以区域医联体为单位成立理事会，分区域成立若干家理事会，使理事会的决策职能和院长的执行职能适度分开。

4. 结合目前改革的进程，完善理事会为核心的法人治理结构

公立医院治理结构改革是一种连接政府、医院、医院管理者、医护人

员、公民等利益主体的复合制度框架，其涉及社会面之广、影响之深远，都决定了改革必然是一种多方复杂博弈的过程，很多改革的利益相关者可以影响政策的实施，必须充分考虑利益相关各方的受益和受损情况。世界银行有关研究成果发现卫生服务领域改革选择和实施受到三类结构化利益群体的影响：行业垄断者（利益主导方）、法人团体倡议者（利益挑战方）和公众（利益压制方）。处于主导地位的利益群体有能力左右改革方案，将某些内容剔除，或者至少能在改革中保证现存的利益格局，从而导致改革进程处于"动而不改"的境地[23]。公立医院组织变革实施较为成功的国家，通常在动员和处理强势利益相关者方面更加主动和有效，在相关利益方缺席或利益表达不完整的情形下，制度安排很难获得多方认同，更是日后改革难以深入推进的根源。应考虑逐步建立利益相关者参与医院治理的机制，防止强势利益群体侵害弱势利益群体。结合目前改革的进程，理事会为核心的法人治理结构是今后改革的方向之一。

理事会的组成方式可以结合区域居民健康需求和区域卫生资源整合的进程，从医联体层面优化公立医院的法人治理，使决策层和执行层适度分开。如果理事会建在医院层面，决策层和执行层距离太近，管理层级没有拉开，会导致在具体工作中存在决策层直接参与医院日常管理和运营的现象。另外，社会上可以成为公立医院理事的人力资源非常稀缺。建议分区域成立若干家理事会，每个理事会管理区域内的 5~7 家医院，包括承担疑难杂症治疗的三级医院、作为区域医疗中心的二级医院和满足基层卫生服务需要的社区卫生服务中心。这种安排可以使理事会的决策职能和院长的执行职能适度分开。理事不仅仅关注一家医院，而是从区域人群健康需求和提高区域卫生资源整合利用效能的角度参与理事会的决策，真正代表所有者的利益。

5. 改善外部治理机制依然任重道远

是否存在外部治理机制，或者外部治理机制在多大程度上能发挥作用，往往决定了医院内部治理的有效性和有效程度。外部治理机制包括资本市场约束、鼓励竞争的市场环境、产品和要素市场、各种法律法规、社会文化环境和伦理道德等。公立医院治理结构变革是一项多维度的改革，需要对很多关键要素进行协调一致的变革，而不仅仅是成立一个理事会或把医院置于公司法的管制中，仅仅鼓励在医院层面引进改革常常会造成整体政策框架缺乏一致性，并对卫生系统的其他部门产生不利影响。改革效果取决于内外部条件能否配套，外部治理环境必须与内部激励机制变革共生，如果这个环境不存在，公立医院法人治理结构改革从形式化变革到本质化变革仍需要时间。

参 考 文 献

［1］Alexander S. Preker，April Harding. Innovations in Health Service Delivery-The Corporatization of Public Hospitals ［M］. The World Bank，2003.

［2］Elizabeth Ditzel，Pavel Štrach，Petr Pirozek. An inquiry into good hospital governance：A New Zealand-Czech Comparison ［J］. Health Research Policy and Systems，2006，4（2），1－10.

［3］方来英. 北京市医院管理局开放办医首试医院法人治理运行机制（2012－09－06）. ［EB/OL］http：//www. bjah. gov. cn/ygdt/201209/t20120906_ 53616. htm.

［4］王杰中. 董事会的构建与运作. 北京：中国财政经济出版，2006（12）：26－29.

［5］颜克高，陈晓春. 国外非营利组织理事会研究综述 ［J］. 国外理论动态，2008（6）：92－95.

［6］J. C. Green，D. W. Griesinger. Board Performance and Organizational Effectiveness in Nonprofit Social Service Organizations ［J］. Nonprofit Management and Leadership，1996（6）：1381－1402.

［7］Sue Inglis，Ted Alexander，Liz Weaver. Roles and Responsibilities of Community Nonprofit Boards ［J］. Nonprofit Management and Leadership，Winter1999，10（2），153－167.

［8］刘宏鹏. 非营利组织理事会角色与责任研究——基于中美比较分析的视角 ［J］. 南开管理评论，2006，9（1）：103－112.

［9］马迎贤. 非营利组织理事会：一个资源依赖视角的解释 ［J］. 经济社会体制比较，2005（4）：81－86.

［10］刘子锋，曹培杰，程跃华，李彬，新医改中我国公立医院理事会的规模与构成［J］. 2013，33（8）：8－10.

［11］The American Hospital Association. How large should a board be？［EB/OL］. 2004－04－15）［2013－05－03］. http：//www. greatboards. org/.

［12］Greaney T L. New governance norms and quality of care in nonprofit hospitals［J］. Annals of Health Law, 2005（14）：421－422.

［13］B. Senior, and S. Swailes, The Dmiensions of Management Team Performance：A Repertory Grid Study［J］. International Journal of Productivity and Performance Management, 2004（53）：1317－3331.

［14］John Carver, Miriam Carver. The Policy Governance Model and the Role of the Board Member［M］. Jossey－Bass, 2009.

［15］孙班军，马连福. 中国公司治理原则研究课题组研究论文摘登——中国公司董事会存在的问题及其改革建议［J］. 南开管理评论，2001（1）：25－26.

［16］邓国胜. 事业单位治理结构与绩效评估［M］. 北京：北京大学出版社，2008.

［17］韩晓芳. 为医改而绽放.［EB/OL］.［2014－11－18］. http：//elite. youth. cn/qlk/201411/t20141118_ 6068974. htm.

［18］文学国，房志武. 中国医药卫生体制改革报告（2014—2015）［M］. 北京：社会科学文献出版社，2015.

［19］罗力. 中国公立医院改革——关注运行机制和制度环境［M］. 上海：复旦大学出版社，2010.

［20］宁向东. 公司治理理论［M］. 北京：中国发展出版社，2011.

［21］吴昊，张宗益，青义春，梁娜，卢长伟. 我国公立医院改革的利益相关者治理模式［J］. 中华医院管理杂志，2010，26（7）：484－486.

［22］郭蕊，常文虎，韩优莉. 当前公立医院法人治理结构改革进展及相关问题的认知分析——部分试点地区的典型调查［J］. 中国医院，2012，16（8）：22－25.

［23］亚历山大·S. 普力克［英］，阿普里尔·哈丁［美］. 卫生服务提供体系创新公立医院法人化［M］. 北京：中国人民大学出版社，2012.

第七章

公立医院管理体制改革的
制度环境和今后趋势的情景分析[①]

---

① 前期研究成果发表于《中国医院管理》杂志 2012 年 32 卷第 5 期，第 5－7 页，本章在前期成果的基本框架下，结合目前情况进行完善和补充。

公立医院管理体制改革的制度环境是公立医院管理体制改革作用机制发挥作用的重要影响因素。世界银行专家（2003）将影响医院组织变革的外部环境分为三个方面：市场环境、筹资和支付系统和政府监管，为我们分析管理体制改革的制度环境提供了基本的分析框架[1]。市场环境指医疗服务市场结构、服务供给需求状况、医疗服务的价格水平，以及相关要素市场的供求状况，市场环境不仅影响组织变革，而且直接作用于医院管理者的管理行为；筹资与支付系统包括公立医院筹资的来源和服务费用的支付方式等状况，筹资和支付机制是影响公立医院管理者行为的重要因素，而且筹资支付系统又与公立医院组织变革息息相关，筹资和支付制度改革希望发挥的作用也不可避免地受到公立医院管理体制的影响。政府监管主要指政府对公立医院的外部规制。本书从北京市公立医院所处的市场环境、筹资和支付系统，以及政府监管环境三个方面分析北京市公立医院管理体制改革的制度环境及发展趋势。

一、市场环境

（一）北京市医疗服务市场结构分析

医疗服务的市场结构需要从以下两个方面进行分析，一是医疗服务体系的总体结构，二是公立医院和民营医院的市场构成。

1. 医疗服务体系的总体结构

近年来，北京市不断加大对医院发展和社区卫生服务机构建设的投入，但是，分级诊疗、有序就医的格局尚未形成，三级医院承担的门诊和住院诊疗人次仍处于上升趋势。从总诊疗人次来看，北京市各级医院一直处于稳步上升的趋势。2014 年末，北京市全市医疗机构（含诊所、医务室和村卫生室，含驻京部队医疗机构）诊疗人次数达 22967.1 万人次，出院人数达 322.1 万人次（含驻京部队医疗机构）。与 2013 年比较，诊疗人次数增加 1084.6 万人次，增长 5.0%；出院人数增加 30.6 万人次，增长 10.5%。2013—2014 年诊疗人次数增长比例低于 2012—2013 年增长比例（10.9%），出院人数增长比例高于 2012—2013 年的增长比例（8.3%）[①·②]。

从不同级别医疗机构服务量构成变化来看，三级医院诊疗人次构成仍在持续上升，2014 年达到 48.1%，比 2012 年高出 7.2%。社区卫生服务中心总诊疗人次持续上升，但是，仅承担 1/5 的总诊疗人次。二级医院 2012—2014 年诊疗人次所占的比例持续下降，2014 年仅为 14.7%（二级医院 2012 年 100 个，2013 年 113 个，2014 年 128 个）。从出院人数构成来看，2014 年三级医院出院人数已经占到总出院人数的 75.5%，比 2012 年增长 9.7%；而二级医院和一级医院出院人数占总出院人数的比例合计（19.4%）达不到 2012 年二级医院所占的比例（23.7%）。社区卫生服务中心出院人数所占的比例呈持续下降趋势（见表 7 - 1）。虽然，2013 和 2014 年北京市三级医院增加较快（2012 年 72 个，2013 年 79 个，2014 年 88 个），但二级、一级医院和社区卫生服务中心的数量也同步有所增加。因此，可以肯定地讲，北京市分级诊疗、有序就医的格局尚未形成，特别值得注意的是，三级医院诊疗人次和出院人数所占比重快速上升，而二级、一级医院和社区卫生服务中心所占比重不升反降，这就使一方面三级医院处于超负荷运转状态，难以满足北京市及外地就医者目前对优质医疗

---

① 2013 年，全市医疗机构（含诊所、医务室和村卫生室）诊疗人次数达 21882.5 万人次（含驻京部队医疗机构），出院人数达 291.5 万人次（含驻京部队医疗机构）。与 2012 年比较，诊疗人次数增加 2144.0 万人次，增长 10.9%；出院人数增加 22.2 万人次，增长 8.3%。

② 北京市卫生计生委. 2013 年卫生事业发展统计公报. （2014 - 4 - 18）［EB/OL］http：//www. phic. org. cn/tonjixinxi/weishengtongjigongbao/201404/t20140415_ 73952. htm,；2014 年卫生事业发展统计公报. （2015 - 6 - 5）［EB/OL］http：//www. phic. org. cn/tonjixinxi/weishengtongjigongbao/201506/t20150605_ 113343. htm.

服务的需求，另一方面基层医院不能有效发挥治疗一般常见病多发病的作用。

表 7 - 1　2012—2014 年北京市不同级别医疗机构医疗服务量构成变化趋势

医疗机构类型	2012 年	2013 年	2014 年
诊疗人次占全市医疗机构总诊疗人次比例%			
三级医院	40.9	44.8	48.1
二级医院	20.2	18.4	14.7
一级医院	5.4	5.2	4.9
社区卫生服务中心	20.7	21.7	21.1
出院人数占全市医疗机构出院人数比例%			
三级医院	65.8	72.9	75.5
二级医院	23.7	17.4	15.5
一级医院	4.5	4.2	3.9
社区卫生服务中心	1.4	1.2	0.7

注：2012—2014 年数据包含 15 家驻京部队医院服务地方患者工作量。

资料来源：2012—2014 年北京市卫生事业发展统计公报。

根据 1989 年卫生部《医院分级管理办法（试行草案）》，三级医院是向几个地区提供高水平专科性医疗卫生服务和执行高等教学、科研任务的区域性以上的医院。2015 年 3 月印发的《全国医疗服务体系规划纲要(2015—2020)》使用"省办医院"和"部门办医院"的提法，明确省办医院主要向省级区域内若干个地市提供急危重症、疑难病症诊疗和专科医疗服务，接受下级医院转诊，并承担人才培养、医学科研及相应公共卫生和突发事件紧急医疗救援任务。部门办医院主要向跨省份区域提供疑难危重症诊疗和专科医疗服务，接受下级医院转诊，并承担人才培养、医学科研及相应公共卫生和突发事件紧急医疗救援等任务和技术支撑，带动医疗服务的区域发展和整体水平提升。北京市的大型综合或专科医院多属于省办医院或部门办医院，作为区域甚至全国的医疗中心，但是，不仅提供疑难重症、危急重症的诊断和治疗，也提供了大量应由基层医疗机构承担的医疗任务。近两年的公立医院改革虽然大幅提高了三级医院的服务效率，但是就医格局不合理的矛盾仍较为突出。

2. 公立医院和民营医院的市场构成

从北京市公立医院和民营医院所占的市场份额看，2012—2014 年民营医院承担的诊疗人次占总诊疗人次的 6% 左右；出院人数占总出院人数的 8% 左右，2014 年有所增加达到 9% 。总体来看，民营医院所占的市场份额仍处于较低的水平，诊疗人次和出院人数占比均不足 10%，难以与公立医院形成竞争（见表 7 - 2）。

表 7 - 2　2012—2014 年北京市公立和民营医院医疗服务量构成变化趋势

医疗机构类型	2012 年	2013 年	2014 年
诊疗人次占全市医疗机构总诊疗人次比例%			
公立医院	61.4	61.2	62.4
民营医院	5.9	6.0	6.2
出院人数占全市医疗机构出院人数比例%			
公立医院	87.2	87.5	86.8
民营医院	7.6	8.1	9.0

注：2012—2014 年数据包含 15 家驻京部队医院服务地方患者工作量。

资料来源：2012—2014 年北京市卫生事业发展统计公报。

引入竞争是公共管理改革的主要特征之一，其目的是通过创造竞争的市场环境，为消费者提供选择。改革开放之后，随着人们卫生服务需求的增加，公立医院已难以满足所有层次的卫生服务需求，社会资本开始投资兴办医院。为了促进医疗机构之间公平、有序的竞争，2000 年《关于城镇医药卫生体制改革的指导意见》提出建立新的医疗机构分类管理制度。将医疗机构分为非营利性和营利性两类进行管理。国家根据医疗机构的性质、社会功能及其承担的任务，制定并实施不同的财税、价格政策。2010 年 11 月 26 日发布的《国务院办公厅转发发展改革委卫生部等部门关于进一步鼓励和引导社会资本举办医疗机构意见的通知》（国办发〔2010〕58 号）和《2011 年公立医院改革试点工作安排》中也明确要求细化鼓励和引导社会资本举办医疗机构的政策措施，给非公立医疗机构留出合理发展空间，改善社会资本举办医疗机构的执业环境，促进非公立医疗机构健康发展。北京市 2010 年《深化医药卫生体制改革实施方案》也提出鼓励和引导社会资本发展医疗卫生事业。鼓励社会资本举办各级各类医疗机构，参与公立医疗机构重组改制。对社会资本举办的医疗机构，在服务准入、医保定点、人才引进、职称评定、科研立项、监督管理等方面与公立医疗机构一视同仁，对符合规定的医疗服务收入免征营业税，并按照国家及本市有关规定享受土地、税收等其他方面的优惠政策。对社会办医疗机构提供的公共卫生等服务，政府采取购买服务的方式予以补偿。充分利用信息公开等形式，为社会资本举办医疗机构提供政策信息。2012 年 9 月北京市公布了《关于进一步鼓励和引导社会资本举办医疗机构若干政策》（又称"京十八条"），进一步明确了鼓励和引导社会资本办医的相关政策。2013 年《国务院关于促进健康服务业发展的若干意见》（国发〔2013〕40 号）提出了"到 2020 年，基本建立覆盖全生命周期、内涵丰富、结构合理的健康服务业体系，打造一批知名品牌和良性循环的健康服务产业集群，并形成一定的国际竞争力，基本满足广大人民群众的健康服务需求。健康服务业总规模达到 8 万亿元以上，成为推动经济社会持续发展的重要力量"的发展目标。党的十八大报告和十八届三中全会报告也再次明确引入社会资本办医的导向性。这些政策对于逐步完善卫生服务市场提出了新的挑战，良好的市场竞争环境要依赖于良好的制度环境，管办分开的改革举措体现了政府职能的转变和更好地利用市场机制的趋势，对于良好制度环境的建立奠定了一定的体制基础。

（二）医疗服务需求

医疗服务需求是影响供方组织变革和管理改善的另一主要推动力。人们的就医需求主要受就医意愿和支付能力的影响。随着社会经济的发展，人们收入水平有了较大幅度的提高，健康的要求也随之提高，当身体不适时，为了能够安全、有效、彻底地解决面临的健康问题，会产生就医时选择大医院偏好。另外，随着北京市乃至全国医疗保障制度的全面覆盖和医疗保障水平的逐步提高，就医者原来由于经济因素抑制的就医需求得以释放，同时，也不可避免地出现过度需求的状况，提高了整体需求水平。而且，患者对北京市三级医院的需求具有需求量大，需求弹性小的特点。目前，北京市的三级医院服务对象不仅包括具有北京市户籍的患者，还包括大量外地到北京就医的患者。外地患者对北京市大型公立医院卫生服务需求弹性更小。

根据北京市 2014 年卫生事业发展统计公报数据，2014 年，全市医疗机构医师日均担负诊疗 11.1 人次和住院 1.1 床日，与 2013 年相比医师日均担负诊疗人次增加 0.3 人次，担负住院床日没有变化。可见，北京市供给能力的增长仍然无法满足需求量的上升，特别是门诊需求量。北京市对公立医院提出了预约挂号、优质服务、假日门诊等要求以缓解这一矛盾，自 2012 年 7 月起，医管局分三批先后在 5 家医院启动医药分开改革试点工作，对于改革医院补偿机制起到了一定的积极作用，但是一定程度上也刺激了医保患者的就医需求，吸引了部分非试点三级医院医保患者和本应在下级医疗机构就医的医保患者到试点医院开药，导致试点医院门诊医保患者快速增长。医院管理局成立后，将社会评价作为医院绩效评价的重要内容，对于公立医院关注患者起到了重要的引导作用，但是，对于适当的就医格局的形成未起到积极的作用。由于资源的有限性，服务数量的增加一定程度上以服务质量的下降为代价，一些市属医院出现诊疗人次大幅上升、服务效率大幅上升，但患者满意度下降的现象①。如何配置全市医疗资源，使各级和各类医疗机构能够各司其职，医疗卫生服体系成为一个连续、协同的体系，将成为今后一段时间医院管理体制改革需要重点考虑的方向。

（三）卫生服务价格

价格是商品价值的货币表现，是市场经济正常运转的经济杠杆。在卫生服务市场，卫生服务价格不仅受卫生服务成本、卫生服务市场供求关系的影响，而且很大程度上受国家价格政策的影响。我国的医疗服务价格政策从新中国成立开始到改革开放前，强调卫生服务的福利性，医疗服务按成本或低于成本定价，亏损由财政补助和药品加成收入弥补。改革开放以后，虽然要素市场价格放开，医疗服务成本增加，但医疗服务仍延续低价政策，而财政投入相对减少，医院依赖药品加成和价格高于成本的新项目收入来弥补亏损。医院显现出"逐利"的倾向。大型公立医院在这一过程

---

① 见第五章的分析。

中，技术、设备、开展服务项目的优势进一步突出[2]。医疗服务价格既难以体现服务价值，也难以起到调节供求的作用。北京市医院医疗项目现行收费是按照 20 世纪 90 年代北京市物价局和卫生局共同制定的标准进行的。宋雁宾、陆龙等（2005）对北京市某三级甲等医院的护理收费数据调查显示，收费价格难以弥补服务的成本，部分项目如发放口服药、测血压为不收费项目；部分项目的收费远低于成本，特别是相当一部分护理服务是亏损的[3]。另外，根据郭旭丽和钱蕴华（2007）对某三级医院的医疗成本的研究显示纯劳务项目的收费、住院病人的床位费也相对偏低[4]。

　　针对卫生服务价格存在的问题，2000 年《关于改革医疗服务价格管理的意见》提出对医疗服务价格实行政府指导价和市场调节价，取消政府定价。2009 年《中共中央国务院关于深化医药卫生体制改革的意见》提出规范医疗服务价格管理。对非营利性医疗机构提供的基本医疗服务，实行政府指导价，其余由医疗机构自主定价。2009 年国家发展和改革委员会、卫生部和人力资源社会保障部三部门联合发布了《改革药品和医疗服务价格形成机制的意见》，将促进我国新的药品和医疗服务价格形成机制的建立和完善。北京市 2010 年《深化医药卫生体制改革实施方案》提出要有升有降地调整医疗服务价格结构，逐步提高体现医务人员技术和劳务价值的医疗服务价格，合理降低大型医用设备检查和治疗价格；逐步扩大分级定价范围，合理制定不同级别医疗机构和医生的服务价格，拉开价格差距，引导患者合理分流；控制医疗服务价格项目外单独收费的医疗器械范围，对单独收费的品种进行目录管理；规范医疗服务价格项目。对实行政府指导价的药品，探索进行销售价格差别差率管理试点，在不突破 15% 的前提下，低价药品差价率从高，高价药品差价率从低；在总结试点经验的基础上，逐步推进药品价格的差别差率政策。目前，北京市在公立医院试点改革中开展"医药分开"的试点，通过增加医事服务费、提高技术劳务收费等方式反映医护人员提高服务的价值，切断医院和药品加成收入的利益链条。同时，医事服务费纳入医疗保险报销范围并不增加患者的负担。这一改革将提高价格的合理性，使价格更好地反映医疗服务的价值，这将对改善公立医院服务行为起到积极的作用。但是，医疗服务价格机制的调整仍然非常滞后，特别是技术劳务收费仍处于极不合理的状况。医疗服务价格机制的调整是一项系统工程，面临重重阻力。2015年重庆市发布《重庆市医疗服务项目价格（2014年版）》并于3月25日实施，但实施7天后即暂缓执行，该方案对医疗服务项目价格作了结构性调整，降低大型设备检查、检验类项目的价格，提高诊查、护理、治疗、手术类项目价格的价格，其价格调整的方向合理，但是由于前期考虑不够充分，相关政策未做好衔接，对患者特别是透析患者带来不利影响，致使价格调整"中途夭折"。这一事件反映了价格机制调整的难度。但是，如果卫生服务价格机制不能得到很好的调整，将难以很好地发挥公立医院管理者的积极性，成为管理体制改革的重要制约因素。

（四）职业医院管理者市场的发展

在医药卫生体制改革不断推进的过程中，医院要不断地致力于变革。变革的环境中，改进医院管理的重要途径是大力提倡职业化管理[5]。所谓职业医院管理者就是以经营管理医院为其职业，以契约的方式接受医院产权人的聘任，从事医院经营管理的专业人员。职业化管理意味着管理人员来自职业经理人市场，其薪资水平由市场来决定[6]。建立现代医院管理制度，提高医院管理的科学化、规范化、精细化，其重要前提应该是职业医院管理者要素市场的完善，能够为医院管理的改善提供可选择的职业医院管理者。目前，我国职业医院管理者市场还处于孕育的过程中。问题表现为：公立医院院长的任命以上级任命的为主；专业背景以医学专业的居多；工作状态以"双肩挑"居多。这就导致了中国公立医院院长职位的"官员化"；公立医院院长职业的"技术化"；公立医院院长角色的"二元化"；公立医院院长管理的"低水平化"等问题[6]。

医学教育领域职业医院管理者培养的模式有专业培养和职业培训等方式。我国从1985年开始开展卫生事业管理专业本科教育，研究生教育也已初具规模。在综合院校中也加强了对卫生事业管理专业硕士以上学历人才的培养。从人才培养的规律来看，医院管理者职业化首先是对现有管理人员的专业化培训，其次是在职教育，最后是卫生管理专业学历教育人才成长为职业管理人员。根据人才培养的时间推断，整个医院管理专业化和职业化仍需10~20年的过程。2009年《中共中央国务院关于深化医药卫生体制改革的意见》提出规范医院管理者的任职条件，逐步形成一支职业化、专业化的医疗机构管理队伍，进一步指明了医院管理者职业化的方向。

医管局成立后，通过公开招聘等措施，促进了医院管理者的流动，对于医院管理者的职业化进行了积极的探索，但是，医疗服务市场具有其特殊性，日前职业管理院长在现有的公立医院中还属于极少数，而不同医院之间在专业和学科发展上具有较大的差异性，对于"双肩挑"院长在不同医院之间的调动，可能会影响学科的发展和稳定。另外，医院管理局配合市公立医院改革试点，推进试点医院人员编制管理创新，提出了对5家试点医院试行人员编制总量控制、统筹安排、动态调整的意见，并报请市编委会审议同意。2011年9月6日，市编委印发了《关于核定市公立医院改革试点医院事业编制控制数额的通知》（京编委〔2011〕47号），按照编制标准为5家市公立医院改革试点医院核定了事业编制控制数额，用于核定医院工资总额，并作为财政拨款的依据。这一政策对于提高医院用人自主权，具有积极的作用。

公立医院管理体制改革，特别是法人治理结构的建立是促进医院管理者职业化的重要途径，但又受到职业管理者市场不完善的制约。

二、筹资与支付系统

筹资和支付系统的状况反映了如何获得提供医疗服务的资源；医疗服务的支付方在何种情况下，以何种方式购买医疗机构提供的服务。医院筹资来源主要包括政府财政预算拨款、政府或社会医疗保险机构根据医院提供服务情况支付的费用、私人医疗保险机构或企业根据医院提供服务支付的费用和居民自费四个方面。筹资的结构和支付的方式影响医院的行为。如果居民自费的比例很大，患者感受到的医疗费用负担和带来的经济风险较大，如果患者可以选择医疗机构的话，可以通过"用脚投票"带来的市场压力改善医院医疗服务的质量。但是，其产生的影响对于不同收入水平的家庭可能是不公平的。由政府或保险机构支付的机制有利于促进医疗服务提供的公平性，但又有可能会减少患者对价格的敏感性，从而导致需求的增加。价格敏感性的降低也可能导致医院管理者通过提高某些特定患者自费服务的费用使医院不减少收入。因此，第三方付费的机制对于管理体制改革及法人治理结构改革可能产生有利的影响，也可能产生不利的影响。

（一）北京市公立医院筹资结构

北京市市属公立医院财政补助占医院收入的比重不足 20%，业务收入占收入的比重超过 80%，根据调查，随着我国医疗保障制度的健全，北京市市属公立医院业务收入中由社会医疗保险机构支付的费用占业务收入的60% 甚至更多。可以推算，北京市市属医院筹资结构中由患者自付的比重约 20%，这一比例还将继续降低。在北京市市属公立医院的筹资结构中，社会保险机构支付的比例最大，已经成为医疗费用最大的支付方。综上所述，社会保险机构付费的机制一方面由于降低了价格的敏感性提高了医疗服务需求，另一方面社会保险机构为了控制医疗费用的上涨，通过支付制度的改革和对医疗机构的监管促进医疗机构注重内部经营管理，降低成本，提高服务效率。医保制度的完善与医院管理体制改革可起到相辅相成的作用。

（二）支付方式及改革

目前，北京市医疗保险的支付方式仍以按项目付费为主，正在推进支付方式由后付制向预付制的转变。预付制与后付制最大区别就是预付制的支付标准是事前确定的，在一次服务发生之前医方和患方就都已经知道自己需要支付的额度了，而后付制则主要是按照项目进行付费的，按项目付费，即为医疗服务支付方按照物价部门对医疗服务过程中的每个项目制定的价格，依照医疗机构提供的服务项目种类和数量支付医疗费用。北京市正在医疗保险基金收支预算管理和总量控制的基础上，对现行的按项目付费为主的付费方式进行改革。探索建立住院费用按病种分组定额付费、门诊费用实行定额管理的付费方式，逐步建立复合式医疗保险付费体系，控制医疗费用快速增长。2011 年 7 月，北京市人力资源和社会保障局、北京市卫生局和北京市财政局联合下发了《关于开展职工基本医疗保险总额预付试点工作的通知》，在首都医科大学附属北京朝阳医院、首都医科大学附属北京友谊医院、首都医科大学附属北京同仁医院和北京积水潭医院首先开展总额预付试点工作。以定点医疗机构上一年医疗保险应支付医疗费用为基础，医疗保险管理部分与医疗机构通过谈判协商机制和风险分担机制，确定试点期间对定点医疗机构的指标。同时，制定对医疗机构的医疗服务考核管理办法，确保医疗服务质量。同月，北京市下发了《关于开展按病种分组（DRGs）付费试点工作的通知》（京人社医发［2011］207号）首先在北京大学人民医院、北京大学第三医院、首都医科大学附属北京友谊医院、首都医科大学附属北京朝阳医院、首都医科大学宣武医院、首都医科大学附属北京天坛医院开展按病种分组付费试点工作。按DRGs付费的最大特点，就是通过建立医疗费用支出的约束机制，有效避免医疗机构过度服务，激励医院加强内部管理，控制医疗服务成本，合理利用卫生资源，达到促进医疗卫生事业的发展，控制医药费用不合理增长、减轻患者负担的目的。对医院的总额预付和以疾病为基础的支付方式广泛应用于发达国家，也正在逐渐被发展中国家所应用，将成为医院支付方式改革的趋势[7]。

支付制度的改革，既是全国医改工作推进的主要内容，也是北京市遏制医保基金支出增长过快的内在要求。支付制度的改革必然对医院经济管理行为带来新的压力，对医院管理者的职业化和专业化提出了更高的要求。

▎三、政府监管

卫生服务市场的不确定性、信息不对称性和外部效应等特征，使医疗服务市场出现"失灵"，政府通过对卫生服务的监管矫正卫生服务市场的"失灵"，监管主要通过一系列的规制措施来实现，如规范医疗服务行为、规制卫生人力、提供指导价格等。因此，政府的监管也是影响公立医院管理行为和绩效的主要因素。在原有的公立医院管理体制下，医院一般受到卫生、物价、医疗保险等部门的监管。随着北京市医院管理局的成立，卫生局的职能将由既"管"又"办"转换为"管"，而且卫生局的"管"，更加关注于业务方面的监督和规范。"管办分开"是公立医院法人治理结构改革的重要前提，也是促进法人治理结构完善的外部推动力量。尽管关系尚未完全理顺，但是已经迈出了重要的一步。从实际实施的效果来看，不管是海淀区公共委的成立，还是北京市医院管理局的成立都对政府监管的加强起到了积极的作用。

政府监管也存在"政府失灵"的问题，如在调查中医院管理者反映的理事会成立后缺乏相应的决策自主权、医管局对医院管的过多过细、增加管理层级等问题，反映了政府监管加强带来的监管过度或监管不当的问题。值得赞赏的是，在2013年北京市公立医院改革评估中医院提到的卫生局与医管局在工作布置、召开会议等方面存在重复的现象，以及医院管理局缺乏外事机构增加医院沟通工作等现象，在2014年初进行的再次回访中发现，部分问题已经得到了明显改善。说明卫生局和医管局在积极地协调，并理顺管理体制改革后出现的新问题。但是笔者认为，在发展方向和管理方式方面仍有很大的改进空间。

综上所述，目前北京市公立医院管理体制改革与目前政府职能转变、事业单位改革等方向是一致的，在卫生局下成立市属公立医院的举办主体医管局，以及海淀区公共委和卫生局的合署办公体现了管理体制改革过程中"管办分开"的程度与社会制度环境相适应的一种选择。社会发展的总体目标、医药卫生体制改革的目标和发展方向，以及卫生服务市场的完善，这些推动力要求通过组织变革促进医院在质量、效率和公平性方面的改善。而管理体制改革后，将医院的发展与社会发展和居民就医需要和需求相适应方面还较为欠缺，分级诊疗和有序就医尚未形成，由此带来的供需矛盾并未缓解，一定程度上呈现加剧的趋势，改革仍有较大的提升空间。

参 考 文 献

[1] Alexander S. Preker, April Harding. Innovations in Health Service De-

livery-The Corporatization of Public Hospitals [M]. The World Bank, 2003.

［2］罗立. 中国公立医院改革——关注运行机制和制度环境 [M]. 上海：复旦大学出版社，2010.

［3］宋雁宾，陆龙，吴雁鸣. 护理服务单项成本核算的研究 [J]. 中华护理杂志，2005，40（3）：172－174.

［4］郭旭丽，钱蕴华. 降低医疗成本减轻患者负担 [J]. 中国医院，2007，11（6）：22－23.

［5］彼得·德鲁克. 非营利组织的管理 [M]. 吴振阳译. 北京：机械工业出版社，2009：76－83.

［6］郑大喜. 新医改形势下推进公立医院院长职业化建设的思路探讨 [J]. 中国医院，2011，15（2）：28－31.

［7］John C. Langenbrunner, Cheryl Cashin, and Sheila O'Dougherty. Designing and implementing health care provider payment systems：how-to manuals [M]. Washington, D. C. The International Bank for Reconstruction and Development, The World Bank, 2009.

第八章

主要结论及建议

一、主要结论

1. "管办分开"改革

"管办分开"改革为转变政府职能，应对公共服务供给带来的新挑战提供了思路；管理体制改革的具体方式要充分考虑卫生服务市场的特殊性，"管办分开"并非将"办"的职能完全从政府剥离；管理体制改革具体方式的选择也要考虑改革前后交易成本的变化，卫生服务的不确定性越强，质量越难以判定（信息不对称），越难以形成完整的市场契约，"管办分开"的交易成本就越大，交易成本过大，可能抵消改革带来的收益。

现阶段改革的重点是通过问责机制的完善和社会功能的明晰促进公立医院长期发展性行为，而医院的长期发展性行为是促进公益性的关键。"管办分开"后对公立医院财政补助有所增加，对公立医院行为的引导性和监管也有所增强。"管办分开"后对医院的绩效考核对管理者行为具有明显的导向性，形成了一定竞争的氛围。但是，从绩效考核结果来看，现有绩效考核指标在关注长期发展、关注居民健康需求等方面还有不完善的地方。首先，医院的微观运行效率进一步提升空间有限，如床位使用率已处于饱和状态。患者就医感受的满意度不升反降。其次，医院公益性绩效指标的排名要与政府的财政投入相结合，也就是说，医院承当公益性的职责需要有相应的政府财政投入作为支撑的，在目前医药费用价格尚不合理的状况下，真正使患者受益，需要保障相应的财政补助收入到位，两者结合的排名更具有可比性。最后，医院绩效实现状况还要和医院的特点和承担的社会功能结合起来。

"管办分开"模式（公共委模式）和"管办合一"模式相比，显现出在费用控制（较低的药品收入占医药收入比重和每诊次收费中药品费的控制）、服务效率（病床周转次数）、资产使用效率三个方面的优势。其他方面指标差异无显著意义。这些优势的产生可能与其更为明确和严格的绩效考核机制有关，起到了一定的引导作用。

2. 公立医院法人治理结构改革

公立医院法人治理结构改革有助于重新思考公立医院与政府、其他社会组织及公众的关系；公立医院法人治理结构改革涉及多个利益相关者的利益调整，是利益相关者之间通过协调、利益让渡和责任分担而进行制度安排的过程，是权力和利益重新分配与平衡的过程，能否处理好利益相关者的问题，是衡量改革是否成功的关键；公立医院治理模式的选择存在路径依赖，模式之争的意义不大，好的治理结构能够保障管理者始终追随所有者目标，或者使委托代理成本最小化，而好的治理结构无疑是和特定的时间和空间相联系的；公立医院治理模式需关注所有者导向、行业属性、社会经济环境和公立医院组织特性，统筹协调医院、利益相关者和区域卫生系统整体福利三个层面。建立以理事会为核心的医院法人治理结构是北京市公立医院法人治理改革试点的一种有益尝试，对于利益相关群体的利益触动较小，而且符合现行的管理体制，总体上保证改革平稳推进。

从北京市公立医院法人治理结构改革试点来看，各界对推进法人治理结构改革的重要性认识一致，但对推进法人治理结构改革的必要性认识还存在分歧，各主要利益相关方对改革持相当错综复杂的态度，并表现出相当错综复杂的关系，目前，改革的动力与改革的阻力相比，动力不足的情况更为突出。

现状调查显示公立医院具有较高的决策权和剩余索取权，较低程度的市场开放度、问责机制，政府对公立医院的社会功能缺乏明晰的规定和相应的补助。说明政府部门将一部分权力下放给了医院，医院本身获得了一定程度的自主权；另外，政府对于医院的管理还没有完全从直接行政管理过渡到间接管理，医院在一些重要的权力上还没有获得充分的自主权。政府监管的不充分与医院自主权的不充分并存。

以理事会为核心的北京公立医院法人治理结构在管办分开的基础上推动，初步形成决策权、执行权和监督权三权分立机制，实现决策机制转变，执行院长的执行力得到加强，改革波动较小，外部和内部理事的结构设置兼顾了公立医院的公益性和医院发展的可持续性。通过对法人治理改革试点公立医院理事会绩效评价发现，理事会的战略决策和监督职能得到了一定发挥，但关系职能和社会责任信息披露职能还有欠缺，理事会成员的组成和决策能力还需进一步完善，理事会会议程序、议事规则和工作程序等机制还不完善，反映了从结构性改革到实质性改革还有一定的差距有待弥合。理事会作为公立医院法人治理结构的核心和最高决策机构，它的运行效率高低直接影响着公立医院法人治理结构改革的成效。进一步健全试点医院的理事会和执行层工作制度，明晰理事会的责任和角色，提高理事履职能力和动态胜任能力，是实现出资人职责真正到位的需要，也是公立医院实现科学决策和确保公益性的重要保证。

北京市公立医院管理体制改革与目前政府职能转变、事业单位改革等方向是一致的，外部制度环境的变革推动了医院通过组织变革促进医院在质量、效率和公平性方面的改善。但是，医院的发展与社会发展和居民就医需要和需求尚未适应，由此带来的供需矛盾并未缓解，一定程度上也影响了管理体制改革的进程。

▌ 二、建议

北京市海淀区"管办分开"改革和市卫生局和医管局的"管办分开"改革，以及部分区县卫生局成立医院管理服务中心都是新形势下管理体制改革的有益尝试，在引导公立医院公益性方面起到了积极的作用。北京友谊医院、北京朝阳医院先后在医院层面建立理事会，是首都北京在大型三甲医院尝试进行公立医院法人治理结构改革的有力探索，通过理事会、执行院长和医管局派驻监事，初步构建决策、执行、监督互相制约的权力运行机制。

但是，改革后带来的交易成本增加使得医院管理者有较多的抱怨，一方面说明目前的管理体制改革已经触动了原有的利益格局；另一方面说明公立医院管理体制改革仍面临诸多障碍，体现了多元价值间的冲突。但是，正如柯武刚和史漫飞在其《制度经济学——社会秩序与公共政策》一书中提到的：

"多元价值体系内具有相互依赖性，价值间的冲突一般多见于短期，短期内的冲突的价值从长远来看可能是互补的，就公共政策而言，这一点具有实践意义，即着眼于长远，并在一定程度上容忍短期冲突，有助于避免冲突并更好地实现人们的愿望。"

——柯武刚，史漫飞.《制度经济学——社会秩序与公共政策》，商务印书馆，2008：88.

因此，本书在理论分析和实证分析的基础上，结合目前所面临的制度环境提出如下建议：

1. 明确管理体制改革的目标定位

"管办分开"是手段，并非管理体制改革的目标。从长远发展和政府在卫生服务市场的作用来看，管理体制改革要把促进居民连续性医疗服务的需要和需求、保持卫生发展的宏观总量平衡和促进卫生事业发展作为其长期目标。虽然，医院管理局代表的是市属22家医院的出资人，但是，医院管理局不能仅考虑这22家医院的发展，更要考虑北京市的居民就医需求，还要考虑合理的就医格局的建立。只有明确长远的发展目标，才能和卫生局的发展目标相一致，才能正确地规划市属医院的发展，才能正确地引导卫生资源的合理配置。如果成立医院管理局成为市属医院的代表也就违背了管理体制改革的初衷。事实证明，市属医院已经长期处于超负荷运转的状态，如果不考虑区域卫生资源的整合和协调发展，供需之间的矛盾将更难以缓解。因此，市医管局要充分考虑市属医院在区域医疗服务中的定位，与区县卫生局协调，以促进区域居民连续性医疗服务的完善，改善区域卫生资源的配置，这也就意味着需要探索区域医疗体系的治理问题。

2. 公立医院管理体制改革应追求高水平的制衡，而非低水平的制衡

本书经过实证研究提出公立医院管理体制改革要想促进公立医院公益性，使其关注长期发展，需要加强社会监督、问责和社会功能的明晰，即制衡机制要与目前公立医院较高的决策权和剩余索取权相一致。但是，这

并不意味着以降低医院决策权和剩余索取权为代价。如果降低医院决策权和剩余索取权与目前低水平的监督相匹配则属于低水平的制衡，这将不利于医院发挥积极性，也就违背了改革的初衷。只有赋予医院管理者较高的决策权和剩余索取权，同时建立较高水平的社会监督和问责机制，明晰医院的社会功能，才能达到高水平的制衡，才能够提质增效，实现高效率的可及。医院管理局将工作的重点放在法人治理机制的建立和绩效考核机制的完善，尽量减少对医院内部管理的干预，尽量减少事务性工作。

（1）完善的法人治理机制，考虑区域居民健康需求，促进医院管理者更加关注医院的长期发展。公立医院理事会和监事会的完善要注重医院的长远发展和外部监督的加强。建议北京市医管局分区域成立几家理事会和相应数量的监事会，监事会定期轮换。根据医院的特点并考虑所在区域卫生体系和人群特点，在区域卫生服务体系层面成立理事会。如果成立医疗联合体，可以联合体为单位成立理事会，聘请一定数量的外部理事、职工代表和区域居民代表，参与所管理医院的理事会工作。每个监事会设1名主席，设一个办事处，设3~5个监事。每个医院确定1~2名职工监事。医院可参照公司法中子公司的形式，医院执行院长作为子公司法人代表，担负医院经营的责任。这样的安排与目前的一家医院一个理事会相比，可以使理事会的决策层和院长的执行层适当地分开，理事会更多地结合目标人群需求关注医院长期发展问题，执行院长关注实现医院长期发展目标的具体执行方面的问题。理事不仅仅关注一家医院，而是从更广泛的公众和北京市卫生资源的角度参与医院理事会的决策中，真正地代表出资人的利益。对于教学医院则要加入所隶属的高等院校管理者作为理事会成员以保证公立医院在教学和学科发展方面的职责。研究并确定监事会人员选拔的条件和相应的待遇，通过《北京市公立医院监事会执行条例》明确监事会职责、工作规范和纪律。

（2）优化绩效考核体系，引导实现公益性。公立医院公益性的体现要关注两个方面，一是公众受益，二是投入产出效率和效果较好。从目前来看，促进居民连续性医疗服务是公众受益的具体体现，也是目前管理体制改革尚未解决的问题。因此绩效考核指标应考虑的连续性医疗服务需求的引导。目前的绩效考核指标中有助于将公立医院的工作负荷发挥到极限，但是可能对患者连续性医疗和医疗服务质量带来不利影响。例如，病床使用率高于90%的标准；平均住院日较上年下降；每医生日均负担门急诊人次较上年增加5%等。建议改变这些指标的标准，如将病床使用率的标准由大于等于90%得分，改为大于等于85%或者80%即得分。病床使用率并非越高越好，国外研究表明病床使用率超过85%，患者风险增加[1]。虽然，也有学者认为将85%作为所有医院病床使用率的限制性指标过于简单和武断[2]，但是，可以肯定的是如果病床使用率长期接近或超过100%存在很大的安全隐患。在北京，将病床使用率作为限制性指标要求不超过85%还不现实，但是，至少要降低对病床使用率的要求，使大医院有一定的积极性将患者向基层医疗机构分流。再如，将平均住院日指标与病种和不适度住院日等因素结合起来分析[3-4]，引导合理医疗。不将每医生日均负担门急诊人次作为高优指标。当然，这些指标的变化要与区域医疗服务体系的完善结合起来。此外，在绩效考核中加强投入产出效率、卫生服务效果等指标的考核，引导公立医院管理者关注医院提供服务的效率和效果而不是仅仅是医院的收入。

（3）加强社会监督和明确社会功能。加强监管可以矫正卫生服务市场的"失灵"，加强社会监督和明确社会功能是现阶段公立医院管理体制改革的重点任务，需要探索新形势下完善公立医院社会监督和明确社会责任的重新举措。例如，明确公立医院外部信息披露的内容和披露的机制，以建立社会公众监督机制。同时，逐步明确公立医院承担的社会功能及应该给予的财政补贴。

3. 完善财政补偿机制、价格机制和支付机制，使各项改革协调发展

管理体制改革离不开补偿机制、价格机制和支付机制的完善，相关改革的协同作用才能够改变目前公立医院面临的困境。建立科学可持续的补偿机制，推进价格调整、财政补偿、医保支付方式相互衔接综合配套的改革政策。

参 考 文 献

[1] Bagust A, Place M, Posnet JW. Dynamics of bed use in accommodating

emergency admissions: stochastic simulation model. BMJ 1999 (319): 155 –158.

[2] Christopher A Bain, Peter G Taylor, Geoff McDonnell and Andrew Georgiou. Myths of ideal hospital occupancy. Med J Aust 2010, 192 (1): 42 –43.

[3] 张文婷，王蕾，赵辉，等. 适当住院日评价方案的开发与应用. 中国医院管理，2013，33 (11)：19 –21.

[4] 张文婷，王蕾，韩优莉，等. 基于 AEP 的某三级甲等医院 5 年住院日适当性评价. 中国医院管理，2013，34 (3)：38 –40.

重要术语索引表

后 记

公立医院改革是我国医药卫生体制改革的重点和难点，事关医改的成效。公立医院管理体制改革，特别是管办分开、政事分开和建立法人治理结构，是公立医院改革的主要举措。其中的关键环节在于，是否建立了一种责任关系和制度环境，对公立医院提供卫生服务的行为产生正确的激励。北京市在公立医院管理体制改革方面进行了规范的、具有首都特色的系统化制度设计和先行探索，笔者通过对北京市改革情况的追踪调查，力图在透析和回顾公立医院管理体制改革历程的基础上，从理论角度论证公立医院特殊的经济学和管理学特征，从实证角度回答改革是否改变了公立医院管理者的行为，是否改善了公立医院的公益性等诸多疑问，并辅之定性研究和情景分析，试图在对理论、历史、现实和趋势的分析基础上，叩问公立医院管理体制变革的前路。

笔者在不断发现问题、印证价值，不断质疑与询问、坚守与坚持的研究和写作的过程中，发现还有许多问题值得今后继续关注。例如，"管办分开"在公众、政府和医院之间建立责权利的新机制，如何在放权的同时加强监督，真正实现放权强管、放管结合，需要探索新的治理工具来加强规制；在建立分级诊疗的政策要求下，需要探索如何在区域卫生整合的基础上建立法人治理结构；公立医院在回归公益性，提供符合社会利益最大化服务的同时，如何实现公立医院的可持续发展等等。许多新问题都有待回答。

"吾生也有涯，而知也无涯"，书稿收笔的当下，却依然感觉还有很多遗憾和未尽之处。然而，也唯有遗憾，才得以有继续研究和提升的空间。书稿中的疏漏和不足，诚恳地希望各位同行提出批评和建议，我们也期待与各界同道一起，共同推进公立医院管理体制改革的研究不断向纵深发展。

韩优莉　郭蕊

2016 年 7 月